Shivam Paliwal
Raveena Makker
Rajeev Srivastava

A revolução da prótese digital

Shivam Paliwal
Raveena Makker
Rajeev Srivastava

A revolução da prótese digital

Um guia para as tecnologias modernas de prótese dentária

ScienciaScripts

Imprint

Any brand names and product names mentioned in this book are subject to trademark, brand or patent protection and are trademarks or registered trademarks of their respective holders. The use of brand names, product names, common names, trade names, product descriptions etc. even without a particular marking in this work is in no way to be construed to mean that such names may be regarded as unrestricted in respect of trademark and brand protection legislation and could thus be used by anyone.

Cover image: www.ingimage.com

This book is a translation from the original published under ISBN 978-620-7-80832-8.

Publisher:
Sciencia Scripts
is a trademark of
Dodo Books Indian Ocean Ltd. and OmniScriptum S.R.L publishing group

120 High Road, East Finchley, London, N2 9ED, United Kingdom
Str. Armeneasca 28/1, office 1, Chisinau MD-2012, Republic of Moldova, Europe
Printed at: see last page
ISBN: 978-620-7-86050-0

RECONHECIMENTO

"As raízes de toda a bondade estão no solo do apreço pela bondade."

-Dalai Lama

Gostaria de expressar a minha profunda gratidão ao **Dr. Rajeev Srivastava,** Professor e Diretor do Departamento de Dentisteria Protética e Coroa e Ponte, Index Institute of Dental Sciences, Indore. A sua experiência e orientação foram cruciais para o desenvolvimento deste livro. Estou profundamente grato a Deus por me ter abençoado com um professor que é mais do que um mentor - uma figura paternal com um coração compassivo, oferecendo um encorajamento e uma paciência sem fim. A sua abordagem amável simplificou as situações mais complexas para mim.

Estou imensamente grato à **Dra. Raveena Makker** pelo seu inabalável encorajamento, feedback construtivo, sugestões e orientação geral, que foram essenciais para a conclusão deste trabalho. A sua crença inabalável no meu potencial, aliada aos seus conselhos perspicazes e à sua orientação paciente, não só contribuíram para o êxito deste livro, como também tiveram um impacto profundo no meu crescimento pessoal e profissional. O seu apoio tem sido inestimável, minha senhora, e estou-lhe eternamente grato pela sua excecional orientação e bondade.

Gostaria de estender o meu mais profundo agradecimento ao **Dr. Rahul A Razdan,** ao **Dr. Vedant Patel,** ao Dr. **Trapti Jaiswal,** ao Dr. **Mahendra Dave,** ao **Dr. Ankush Jain,** ao **Dr. Sourabh Khandelwal,** ao **Dr. Nency Parihar,** ao **Dr. Kruti Bais,** ao **Dr. Muktesh Mahajan** e ao **Dr. Sarthak Srivastava,** que desempenharam um papel crucial na criação deste livro. A vossa dedicação e trabalho árduo nos bastidores foram indispensáveis.

Agradeço sinceramente ao Presidente do Index Institute of Dental Sciences, Indore,

Sr. Suresh Bhadoria, pela sua liderança visionária e apoio inabalável. O seu empenho na excelência proporcionou um ambiente estimulante que contribuiu grandemente para a conclusão da minha dissertação. Obrigado por promover uma instituição onde o crescimento académico e profissional prosperam.

Estou profundamente grato à **Dra. Suparna Ganguly Saha**, Reitora do Index Institute of Dental Sciences, Indore (M.P.), pelo seu apoio constante e orientação perspicaz ao longo da minha investigação. A sua dedicação à excelência académica e a sua liderança inspiradora foram cruciais na criação de um ambiente próspero para o desenvolvimento académico e profissional. Agradeço sinceramente as suas inestimáveis contribuições para o meu percurso académico.

Este livro é o resultado do apoio e crença constantes dos meus superiores **Dr. Jash Shah, Dr. Sonu Solanki, Dr. Pallavi Mundra, Dr. Roshni Jain, Dr. Saltanat Khan, Dr. Shenila Qureshi**, dos meus colegas **Dr. Nidhi Gangwani, Dr. Poonam Patel** e dos meus juniores **Dr. Praniti nagar, Dr. Vedanti Mundhada e Dr. Meesbah Pathan e dos meus amigos Dr. Suyash Mishra, Dr. Anishka Silawat, Dr. Mahendra Katiyar e Dr. Urvashi Katiyar. Vedanti Mundhada e Dr. Meesbah Pathan** e os meus amigos **Dr. Suyash Mishra, Dr. Anishka Silawat, Dr. Mahendra Katiyar, Dr. Urvashi Yadav, Dr. Sumit Nagraj, Dr. Mrinali Chaddha,** que proporcionaram discussões estimulantes, feedback e encorajamento ao longo do processo de redação.

Aos maravilhosos membros da minha família, **Sr. Rajesh Paliwal, Sra. Seema Paliwal, Muskan Paliwal, Kamesh Paliwal e Sakshi Paliwal**, a vossa crença inabalável no meu potencial e o vosso apoio incansável têm sido a base do meu sucesso. Os vossos sacrifícios e amor altruísta transformaram-me na pessoa que sou hoje. Estou eternamente grato pelo privilégio de fazer parte de uma família tão incrível.

Gostaria também de agradecer ao Sr. **Neeraj Singh,** ao Sr. **Manav Patidar,** ao Sr.

Anil Kushwaha e a outros membros do pessoal de apoio, incluindo o Sr. **Arjun, o Sr. Vijendra e o Sr. Anukool**, pelo seu apoio e ajuda constantes sempre que necessário.

Gostaria de estender os meus sinceros agradecimentos à **Dra. Vani Bais,** à **Dra. Shenila Qureshi,** ao Dr. **Saltanat Khan e** a **Kamesh Paliwal.** O seu apoio, orientação e encorajamento inabaláveis têm sido um pilar de força ao longo desta jornada. A sua vontade de ajudar e o seu cuidado genuíno tiveram um impacto profundo no meu trabalho e no meu crescimento pessoal. Não foram apenas mentores inestimáveis, mas também amigos queridos, oferecendo sabedoria, bondade e motivação a cada passo. A sua crença em mim tem sido uma fonte de inspiração e deixou uma marca indelével no meu coração.

Índice

INTRODUÇÃO

"A mudança é a lei da vida e aqueles que olham apenas para o passado ou para o presente estão certos de perder o futuro."

- John F. Kennedy

O edentulismo total é uma condição irreversível que é explicada como o marcador conhecido do peso da doença para a saúde oral, quando uma cavidade oral não tem quaisquer dentes. A Qualidade de Vida (QdV) dos Pacientes Edêntulos (PDEs) é afetada por uma série de problemas de saúde sentidos pelos pacientes que se encontram neste estado de edentulismo total, incluindo perda de fala, estética inadequada e mastigação prejudicada.[1]

As dentaduras têm sido utilizadas durante séculos como tratamento para pacientes edêntulos para restaurar a forma, a função e a estética. Há mais de 80 anos, as dentaduras eram fabricadas com vários materiais e métodos para imitar as estruturas orais nas actividades diárias, como a mastigação, a fala e o controlo muscular, bem como para melhorar a estética.[2] A medicina dentária digital revolucionou vários aspectos da prática dentária, incluindo o fabrico de próteses completas.

O fabrico de próteses completas tradicionais requer um processo de restauração moroso que, normalmente, envolve impressões primárias, impressões definitivas, registos da relação dos maxilares, provas clínicas e colocação da prótese completa. Este processo não se alterou em quase um século. No entanto, particularmente em alguns pacientes idosos e naqueles que têm uma absorção extensa do rebordo alveolar, as próteses completas são frequentemente difíceis para dentistas inexperientes ou estudantes de medicina dentária conseguirem uma retenção adequada, estabilização e oclusão equilibrada.[3] Além disso, as técnicas convencionais de fabrico de próteses podem levar à deformação da base da prótese durante o processamento, comprometendo a adaptação da mucosa, a retenção, a estabilidade e o suporte. A deformação da resina polimerizada a quente também pode reduzir a adaptação da base, mas a compressão deliberada da área de vedação palatina posterior e a criação de um efeito de sucção podem compensar este facto. Consequentemente, minimizar a distorção durante o fabrico de próteses convencionais é crucial para alcançar resultados clínicos satisfatórios.[4]

Nos últimos 25 anos, registou-se um aumento significativo na popularidade da tecnologia CAD/CAM. Esta tecnologia é agora amplamente utilizada em laboratórios e consultórios dentários para a criação e fabrico de diferentes restaurações dentárias, tais como facetas, inlays, onlays, coroas, próteses dentárias fixas, próteses completas, pilares de implantes, próteses parciais removíveis fundidas e até mesmo reabilitação total da boca.[5]

Recentemente, foram criados sistemas de próteses completas digitais, que podem aumentar a precisão e a eficácia do fabrico de próteses, ao mesmo tempo que reduzem o número necessário de consultas clínicas.[3] As próteses digitais utilizam sistemas de desenho e fabrico assistidos por computador (CAD/CAM), que integram software e hardware avançados para criar próteses altamente precisas e personalizadas. Através da utilização de scanners intra-orais e impressões digitais, as estruturas orais do paciente são captadas digitalmente, eliminando a necessidade de impressões físicas tradicionais. Estes registos digitais são depois utilizados para conceber as próteses digitalmente, permitindo uma personalização precisa e uma adaptação à anatomia oral única do paciente e à estética pretendida.

As próteses digitais revolucionaram o campo da prótese dentária, tirando partido da tecnologia CAD/CAM avançada para otimizar o processo de fabrico de próteses. Através de impressões, design e fabrico digitais, os profissionais de medicina dentária podem criar próteses personalizadas altamente precisas que oferecem um ajuste, conforto e estética superiores. A aplicação da tecnologia de prótese digital representa um avanço significativo no sentido de proporcionar aos pacientes uma experiência de prótese mais eficiente, precisa e satisfatória.

REVISÃO DA LITERATURA

Murray MD e Darvell BW (1993)[6] exploraram a história dos materiais para bases de dentaduras e a evolução das técnicas de moldagem desde os tempos antigos até à era contemporânea, servindo de base para a sua investigação subsequente sobre as teorias de retenção em bases de dentaduras sem suporte mecânico. Também reviram e tabularam várias teorias de retenção por ordem cronológica e concluíram com a identificação de áreas que justificam uma investigação mais aprofundada neste domínio.

Kawahata N, Ono H, Nishi Y, Hamano T e Nagaoka E (1997)[7] investigaram a duplicação de próteses completas utilizando um sistema de desenho/fabricação assistido por computador (CAD/CAM). As formas das próteses completas foram medidas e foram obtidos dados morfológicos, seguidos da geração de trajectórias de corte com base nos dados tridimensionais. O estudo utilizou um método de corte de três passos e um processador de controlo numérico computorizado (CNC) para duplicar dentaduras. Apesar da necessidade de mais melhorias na medição e no corte, o estudo concluiu que a duplicação de próteses completas é possível utilizando o sistema CAD/CAM.

Sipahi C, Anil N e Bayramli E (2001)[8] investigaram o efeito do revestimento salivar na molhabilidade e energia livre de superfície de diferentes materiais de base de prótese. Foram avaliados cinco materiais de base de dentadura de resina acrílica e dois metálicos, tendo sido fabricados dez espécimes de cada material para teste.

Verificaram que a resina acrílica fotopolimerizável apresentava a maior molhabilidade, com as camadas orgânicas a diminuírem as energias livres de superfície totais de todos os materiais, ao mesmo tempo que conferiam um carácter mais básico. Apesar dos efeitos de homogeneização nos componentes da energia livre de superfície, as propriedades adesivas dos revestimentos continuaram a ser influenciadas pelo substrato utilizado.

Douglass CW, Shih A e Ostry L (2002)[9] analisaram as tendências na necessidade de próteses completas e especularam sobre o futuro da formação em próteses completas no ensino dentário. Discutiram o declínio da prevalência do edentulismo, sugerindo uma potencial diminuição da procura de próteses totais. No entanto, a sua avaliação dos dados de inquéritos epidemiológicos nacionais revelou um aumento da população que necessita de próteses totais devido a alterações demográficas, particularmente entre adultos com mais de 55 anos. Consequentemente, concluíram que uma parte significativa da população de pacientes continuará a necessitar de serviços de próteses totais, salientando a importância de manter a formação em próteses totais no âmbito do ensino dentário para responder a futuras exigências.

Webber B, McDonald A e Knowles J (2003)[10] investigaram a influência de várias espessuras de porcelana de revestimento na carga compressiva à fratura de coroas Procera AllCeram. Foram preparados 60 moldes de latão para simular preparações de coroas e foram fabricadas coroas correspondentes com diferentes espessuras de revestimento. Estas coroas foram depois sujeitas a testes de compressão. Os resultados não indicaram qualquer diferença significativa na carga à fratura entre os grupos. A carga média na fratura para cada grupo foi registada, mostrando consistência em diferentes espessuras de facetas. Concluíram que a espessura axial da porcelana de revestimento não exerceu um efeito significativo na carga de compressão à fratura das coroas Procera AllCeram.

Beuer F, Schweiger J e Edelhoff D (2008)[11] efectuaram uma análise sobre a crescente automatização das fases de produção na tecnologia dentária, semelhante às tendências observadas noutras indústrias. Destacaram a forma como a automatização poderia abordar o fator custo no trabalho de laboratório dentário, particularmente em regiões com salários elevados como a Europa Ocidental e os EUA. Os autores observaram que os avanços na tecnologia informática facilitaram a produção rentável de peças individuais, levando à adoção generalizada de procedimentos CAD/CAM em consultórios e laboratórios dentários. Salientaram os inúmeros benefícios associados às restaurações dentárias geradas por CAD/CAM, incluindo o acesso a materiais reprodutíveis e de elevada qualidade, maior precisão, eficiência e armazenamento de dados normalizado. Concluíram que os desenvolvimentos contínuos em hardware e software informático são susceptíveis de conduzir a maiores reduções de custos e ao aparecimento de novos conceitos de tratamento, sublinhando a importância de os dentistas adquirirem conhecimentos básicos destas tecnologias para a prática futura.

Ali IL, Yunus N e Abu-Hassan MI (2008)[12] investigaram a dureza da superfície, a resistência à flexão e o módulo de flexão do uretano dimetacrilato (UDMA) fotopolimerizado e termopolimerizado em comparação com duas resinas convencionais de base de dentadura de polimetilmetacrilato (PMMA). Foram avaliadas as resinas Eclipse (UDMA fotopolimerizável e termopolimerizável), Meliodent (PMMA termopolimerizável) e Probase Cold (PMMA autopolimerizável), tendo os espécimes Eclipse sido submetidos a vários tempos de polimerização. Os resultados revelaram uma dureza, resistência à flexão e módulo de flexão significativamente mais elevados para o Eclipse em comparação com o Meliodent e o Probase Cold. Não se registaram diferenças significativas na dureza da superfície entre as superfícies interna e externa dos espécimes Eclipse em diferentes tempos de polimerização.

Concluíram que o Eclipse apresentava propriedades mecânicas superiores em comparação com os sistemas convencionais de base de prótese em PMMA.

Miyazaki T, Hotta Y, Kunii J, Kuriyama S e Tamaki Y (2009)[13] investigaram a história recente e os avanços nos sistemas CAD/CAM dentários para o fabrico de coroas e próteses parciais fixas (FPD). Avaliaram o panorama atual dos sistemas CAD/CAM dentários comerciais em todo o mundo, concentrando-se particularmente em coroas de cerâmica e FPDs. Foram discutidas as perspectivas futuras da tecnologia CAD/CAM dentária, destacando os seus potenciais contributos para vários campos da medicina dentária e para a melhoria da saúde e da qualidade de vida dos pacientes numa sociedade envelhecida.

Kanazawa M, Inokoshi M, Minakuchi S e Ohbayashi N (2011)[14] avaliaram o fabrico de uma prótese completa utilizando um sistema CAD/CAM. Efectuaram medições utilizando TC de feixe cónico para avaliar a prótese e os dentes artificiais, seguindo-se a estruturação de uma imagem 3D da prótese utilizando software CAD. Subsequentemente, foi fabricada uma base de prótese completa em acrílico utilizando um centro de maquinação e os dentes artificiais foram colados à mesma com cimento de resina. Os desvios entre a imagem 3D principal e a prótese fabricada foram medidos, revelando um desvio médio de 0,50 mm para a superfície oclusal. O estudo concluiu que os sistemas CAD/CAM podem ser utilizados para o fabrico de próteses completas.

Goodacre CJ, Garbacea A, Naylor WP, Daher T, Marchack CB e Lowry J (2012)[15] discutiram os procedimentos de moldagem clínica, delineando um método para registar a morfologia das bases de próteses completas e identificar localizações musculares e fonéticas para dentes protéticos. Anteciparam a potencial integração da tecnologia CAD/CAM no processo de fabrico, permitindo a digitalização da morfologia da base da prótese e das posições dos dentes para a disposição virtual dos dentes. Também descreveram um protótipo de programa de disposição de dentes em 3D como exemplo das possibilidades de fabrico CAD/CAM de próteses completas.

Bidra AS, Taylor TD e Agar JR (2013)[16] avaliaram a literatura existente sobre a tecnologia assistida por computador para o fabrico de próteses completas, com o objetivo de fornecer um contexto histórico abrangente, o estado atual e perspectivas futuras. Relataram avanços significativos nesta tecnologia, enfatizando a necessidade de ensaios clínicos prospectivos para validar a sua eficácia, o que poderia ter implicações de longo alcance para a educação dentária, os cuidados aos doentes, a investigação e a saúde pública a nível mundial.

Murakami N, Wakabayashi N, Matsushima R, Kishida A e Igarashi Y (2013)[1] 7 avaliaram o impacto da polimerização a alta pressão nas propriedades mecânicas da resina de base de dentadura. Realizaram experiências utilizando uma máquina de pressurização isostática para polimerizar tanto a resina de base de dentadura termopolimerizável como o PMMA experimental sob 500 MPa de pressão a 70°C durante 24 horas. Os resultados demonstraram um aumento da ductilidade e da tenacidade nos espécimes sujeitos a alta pressão em comparação com os controlos de pressão ambiente, com uma tenacidade média significativamente mais elevada observada no grupo de alta pressão. Além disso, a polimerização a alta pressão produziu polímeros de maior peso molecular, indicando um potencial para uma melhor resistência à fratura na resina de dentadura à base de PMMA.

Ting-shu S e Jian S (2014)[18] exploraram o conceito de impressões digitais intra-orais em protética, que surgiu com o advento das técnicas de desenho assistido por computador e fabrico assistido por computador (CAD/CAM) no início da década de 1980. Esta técnica chamou a atenção e tem sido utilizada no fabrico de próteses dentárias. Vários estudos sugeriram vantagens das próteses dentárias fabricadas a partir de impressões digitais intra-orais em relação às impressões convencionais. Discutiram as categorias e os princípios dos dispositivos de moldagem digital intra-oral atualmente disponíveis, as suas características de funcionamento e compararam a manipulação, a precisão e a repetibilidade entre as moldagens digitais intra-orais e as moldagens convencionais.

Parasher P e Tarun K (2014)[19] exploraram a evolução da cerâmica como material de prótese dentária, enfatizando a sua transição de restaurações convencionais de cerâmica metálica para restaurações totalmente em cerâmica com melhor compatibilidade de cor e aceitação do paciente. A revisão discutiu como a cerâmica, nos últimos cinquenta anos, tem sido o material preferido para substituir a estrutura dentária perdida devido à sua aparência natural. Inicialmente, eram necessárias subestruturas metálicas para o revestimento cerâmico, o que resultava numa falta de aparência natural. No entanto, os avanços na tecnologia cerâmica resolveram este problema, levando ao desenvolvimento de restaurações totalmente em cerâmica. Os autores destacaram o processo de fabrico em consultório das restaurações totalmente em cerâmica, concluindo com os benefícios estéticos e funcionais melhorados que estas oferecem na medicina dentária moderna.

Prajapati A, Prajapati A, Mody DR e Choudhary AB (2014)[20] forneceram uma visão geral dos vários sistemas CAD/CAM e dos procedimentos integrados de laboratório e de consultório disponíveis para o fabrico de restaurações. Factores como as exigências estéticas, o tempo no consultório, os custos laboratoriais, o número de visitas e o retorno do investimento associado ao equipamento CAD/CAM foram enfatizados no processo de seleção.

Foram descritos vários blocos de cerâmica CAD/CAM, incluindo cerâmica reforçada com leucite, dissilicato de lítio, zircónia e resina composta, tendo em conta a estética, a resistência e a facilidade de personalização.

Tamrakar AK, Rathee M, Mallick R e Dabas S (2014)[21] exploraram a aplicação das tecnologias CAD/CAM na prótese dentária, destacando a sua introdução no campo da medicina dentária no final da década de 1980 e a sua utilização subsequente em várias especialidades dentárias. Discutiram a utilização extensiva de sistemas CAD/CAM na engenharia pela sua precisão e exatidão e avaliaram a sua adoção e impacto na medicina dentária.

Shenoy VK e Prabhu MB (2015)[22] exploraram a rápida evolução das restaurações de desenho assistido por computador/fabricação assistida por computador (CAD/CAM) desde a sua introdução, enfatizando uma mudança de paradigma nas técnicas de fabrico. Os métodos tradicionais, como a moldagem e a fundição, foram substituídos pela digitalização de modelos e pelas máquinas de fresagem CAD/CAM, o que resultou numa maior precisão, conforto do paciente e relação custo-eficácia. Esta transição realça o impacto transformador da tecnologia CAD/CAM na medicina dentária de restauração, oferecendo soluções esteticamente agradáveis e duradouras.

Kattadiyil MT, Jekki R, Goodacre CJ e Baba NZ (2015)[23] realizaram um estudo clínico prospetivo para comparar os resultados do tratamento clínico, a satisfação do paciente e as preferências dos estudantes de medicina dentária relativamente às próteses dentárias removíveis completas (CRDP) processadas digitalmente e convencionalmente num contexto de pré-doutoramento. Os pacientes completamente edêntulos foram tratados com CRDP fabricadas por estudantes de pré-doutoramento, utilizando um processo de fabrico de próteses digitais com 2 consultas versus o processo convencional com 5 consultas. Foram observadas pontuações médias mais elevadas para as próteses digitais, de acordo com as avaliações dos professores, e os pacientes relataram uma satisfação geral significativamente mais elevada com as próteses digitais. Os pacientes também preferiram as próteses digitais e estas apresentaram uma melhor retenção do que as próteses convencionais. Além disso, os estudantes preferiram as próteses digitais às convencionais e o processo de fabrico digital revelou-se mais eficiente em termos de tempo. O estudo concluiu que o processo digital foi igualmente eficaz e mais eficiente em termos de tempo do que o processo convencional, e foi preferido tanto pelos doentes como pelos estudantes.

AlHelal A, AlRumaih HS, Kattadiyil MT, Baba NZ e Goodacre CJ (2016)[24] compararam os valores de retenção de bases de prótese fresadas digitalmente em comparação com bases processadas convencionalmente num estudo clínico. Participaram 20 indivíduos com arcadas maxilares completamente edêntulas, com impressões digitalizadas para o fabrico de bases de prótese fresadas por desenho assistido por computador e fabrico assistido por computador (CAD-CAM) e bases de prótese de resina acrílica polimerizada a quente. Utilizando um dispositivo de teste concebido à medida, foi medida a retenção da prótese. O estudo concluiu que as bases de próteses completas fresadas a partir de resina de poli(metacrilato de metilo) pré-polimerizada ofereciam uma retenção significativamente maior do que as bases de próteses convencionais polimerizadas a quente.

Saponaro PC, Yilmaz B, Johnston W, Heshmati RH e McGlumphy EA (2016)[25] realizaram um estudo de inquérito retrospetivo com o objetivo de avaliar as preferências e a satisfação dos pacientes com próteses completas fabricadas digitalmente (CDs). Foi administrado um questionário a 50 pacientes que receberam CDs digitais, centrado na satisfação com a experiência de tratamento e os resultados finais. Os resultados indicaram que os pacientes expressaram, de um modo geral, satisfação com as CDs digitais, sendo que 70% dos utilizadores experientes de CDs consideraram-nas "melhores" do que as CDs convencionais. No geral, o estudo concluiu que os CDs fabricados com CAD-CAM obtiveram classificações de satisfação positivas, sugerindo o seu potencial como uma opção de tratamento viável para pacientes com CD.

Goodacre BJ, Goodacre CJ, Baba NZ e Kattadiyil MT (2017)[26] exploraram o movimento dentário comparativo entre o desenho assistido por computador e o fabrico assistido por computador (CAD-CAM) e os métodos convencionais de processamento de próteses. Foram avaliadas 50 próteses, cada uma representando uma das cinco técnicas de fabrico. A abordagem monolítica CAD-CAM emergiu como a mais exacta e reprodutível, seguida da resina fluida, da ligação CAD-CAM, do pack-and-press e da injeção. Nomeadamente, as técnicas que envolvem a compressão durante o processamento exibiram um maior movimento oclusal positivo do dente. Estas descobertas sublinham a importância de selecionar técnicas de processamento apropriadas para obter resultados óptimos de prótese.

Kattadiyil MT, AlHelal A e Goodacre BJ (2017)[27] exploraram o potencial das próteses completas fabricadas por computador (CECDs) e identificaram complicações comuns e factores de avaliação da qualidade associados às mesmas. A insatisfação do paciente, a retenção inadequada e as preocupações estéticas surgiram como questões prevalecentes. A adição de uma opção de colocação à prova para as CECDs foi discutida como uma potencial solução para melhorar os resultados clínicos e reduzir as complicações relacionadas com a dimensão vertical oclusal, a relação cêntrica, a disposição dos dentes e a estética. A dificuldade em avaliar objetivamente as pré-visualizações digitais antes do fabrico foi destacada como um desafio único.

Srinivasan M, Cantin Y, Mehl A, Gjengedal H, Müller F e Schimmel M (2017)[28] compararam a veracidade de próteses dentárias removíveis completas (CRDPs) fresadas por CAD/CAM com CRDPs moldadas por injeção e fabricadas convencionalmente. Foram examinadas 33 CRDP e, após a incubação, apenas as CRDP convencionais apresentaram uma melhoria significativa na veracidade, embora as três técnicas tenham demonstrado uma melhoria da veracidade na maioria das regiões individuais de interesse. O estudo concluiu que a veracidade de todas as técnicas investigadas permaneceu dentro de um intervalo clinicamente aceitável, salientando a necessidade de mais investigação sobre os aspectos relacionados com o material, a relação custo-eficácia, o desempenho clínico, os resultados centrados no paciente e outras técnicas CAD/CAM para o fabrico de CRDP.

Ayman AD (2017)[29] investigou as propriedades mecânicas da resina de base de dentadura CAD/CAM em comparação com o tradicional PMMA curado pelo calor. Examinaram setenta espécimes rectangulares que foram divididos em dois grupos. Os resultados concluíram que a resina CAD/CAM apresentava uma menor resistência à flexão e uma maior dureza superficial em comparação com o PMMA. Além disso, a análise da cromatografia gasosa revelou uma maior libertação de monómero residual no PMMA ao longo dos intervalos de tempo. Os resultados sugerem que a resina CAD/CAM pode ser uma alternativa viável para a construção de bases de próteses, realçando as suas potenciais vantagens na aplicação clínica.

Steinmassl PA et al (2017)[30] investigaram as propriedades materiais das próteses de desenho assistido por computador (CAD)/fabricação assistida por computador (CAM) em comparação com as próteses fabricadas convencionalmente, concentrando-se na libertação do monómero de metacrilato. Foram utilizados dez modelos diferentes para gerar próteses CAD/CAM através de quatro sistemas, com próteses polimerizadas a quente como controlos. Os resultados mostraram que certas próteses CAD/CAM tinham peso e volume mais baixos, maior densidade e menor área de superfície, mas nenhuma reduziu significativamente a libertação de monómero em comparação com os controlos. Apesar de as próteses CAD/CAM oferecerem potenciais vantagens em termos de conforto e propriedades mecânicas, a hipótese de redução da libertação de monómero foi inconclusiva, sugerindo uma comparação mais aprofundada com materiais de base de prótese alternativos.

Lindemann CFW e Jahnke U (2017)[31] efectuaram uma revisão da literatura sobre o fabrico de aditivos como uma tecnologia promissora, frequentemente apelidada de "próxima revolução industrial". Destacaram também aspectos cruciais do fabrico aditivo, como a análise da rentabilidade, considerações estratégicas, metodologias de seleção de peças, técnicas de estimativa de custos, regras de conceção e considerações sobre materiais/processos. Além disso, explicaram também as regras de conceção e as propriedades dos materiais dos processos de fabrico.

Patil M, Kambale S, Patil A e Mujawar K (2018)[32] avaliaram a evolução da tecnologia CAD/CAM nos tratamentos dentários, abordando desafios como a garantia de uma resistência adequada, o aspeto natural e a eficiência nos processos de restauração. Discutiram o desenvolvimento de sistemas CAD/CAM, componentes operacionais, metodologias e materiais de restauração comummente utilizados, enfatizando a mudança para a automação na tecnologia dentária para satisfazer as exigências da medicina dentária moderna.

Srinivasan et al (2018)[33] realizaram um estudo que comparou a biocompatibilidade, as propriedades mecânicas e a rugosidade da superfície da resina de polimetilmetacrilato (PMMA) pré-polimerizada para próteses dentárias removíveis completas (CRDPs) CAD/CAM com a resina PMMA tradicional polimerizada a quente. Foram fabricados dois grupos de substratos de resina: Controlo (PMMA convencional) e Teste (CAD/CAM PMMA). Os ensaios de biocompatibilidade utilizando osteoblastos primários humanos e fibroblastos embrionários de rato não mostraram diferenças entre os grupos de resina. No entanto, o teste demonstrou um módulo de elasticidade mais elevado, módulo de Young, energia plástica, resistência final, ponto de cedência, tensão no ponto de cedência e tenacidade, enquanto o controlo demonstrou uma energia elástica mais elevada. A profilometria a laser revelou um perfil de superfície mais rugoso para o teste. Concluíram que a resina CAD/CAM testada era igualmente biocompatível e apresentava propriedades mecânicas melhoradas em comparação com a resina PMMA tradicional polimerizada a quente para o fabrico de CRDP.

Janeva NM, Kovacevska G, Elencevski S, Panchevska S, Mijoska A e Lazarevska B (2018)[2] efectuaram uma revisão abrangente comparando próteses CAD/CAM com próteses completas convencionais em estudos clínicos e laboratoriais. Concluíram que as próteses CAD/CAM oferecem várias vantagens, incluindo a redução do tempo de cadeira e das visitas clínicas, o arquivo digital, uma melhor retenção e melhores resultados clínicos e centrados no paciente. Os estudos laboratoriais revelaram propriedades mecânicas e físicas superiores nas próteses CAD/CAM, tais como maior precisão de ajuste, movimento dentário reduzido da prótese, maior dureza, resistência à flexão final e módulo de elasticidade mais elevado.

Al-Dwairi ZN, Tahboub KY, Baba NZ e Goodacre CJ (2018)[34] investigaram as propriedades mecânicas dos blocos de polimetacrilato de metilo (PMMA) pré-polimerizados CAD/CAM em comparação com o PMMA convencional curado a quente para próteses completas. Realizaram um estudo que comparou a resistência à flexão, a resistência ao impacto e o módulo de flexão de duas marcas de PMMA CAD/CAM e um PMMA convencional. Os resultados mostraram que o PMMA CAD/CAM apresentava uma resistência à flexão, um módulo de flexão e uma resistência ao impacto superiores em comparação com o PMMA convencional. Concluíram que as próteses CAD/CAM são susceptíveis de ser mais duráveis devido às propriedades mecânicas melhoradas, embora tenham sido observadas diferenças nas propriedades mecânicas entre as marcas de PMMA CAD/CAM.

Nash KD e Benting DG (2018)[35] realizaram uma revisão abrangente de dados e resultados de inquéritos patrocinados pelo American College of Prosthodontists (ACP), com foco no inquérito mais recente realizado em 2017. As tendências e alterações nas características que afectam a prática privada dos protésicos foram discutidas com base nos dados dos inquéritos recolhidos em 2002, 2005, 2008, 2011, 2014 e 2017. A análise revelou que a idade média dos inquiridos na prática privada em 2016 era de 50 anos, com 52% em prática individual e um número médio de horas de tratamento de pacientes por semana de 28,3 horas. De forma notável, foram observadas alterações como um declínio na idade média dos protésicos e reduções nas horas de prática e nos ganhos líquidos ao longo da última década, indicando desafios económicos e práticos contínuos na indústria.

Oh KC, Kim JH e Moon HS (2019)[36] descreveram um fluxo de trabalho digital e convencional combinado para a colocação imediata de próteses em duas visitas do paciente. As impressões digitais intra-orais e as relações inter-arcos foram obtidas durante a primeira consulta utilizando um scanner intra-oral. Os conjuntos da base da prótese de prova e do rebordo oclusal foram concebidos utilizando módulos digitais e fabricados com uma impressora tridimensional e material de resina. Foram então produzidos moldes dentários e as próteses imediatas foram processadas através de métodos convencionais durante a segunda consulta. Concluíram que a integração das tecnologias digitais revolucionou o planeamento do tratamento, reduzindo o risco de extração involuntária de dentes durante as impressões e minimizando as visitas dos pacientes, assegurando simultaneamente resultados estéticos e funcionais satisfatórios.

An X, Chui Z, Yang HW e Choi BH (2019)[37] exploraram o potencial das sobredentaduras implanto-suportadas na melhoria da função e satisfação entre pacientes edêntulos, enfatizando a sua longevidade de 5 a 10 anos. Foi discutida a recomendação de uma sobredentadura mandibular suportada por 2 implantes como tratamento padrão. Embora nos últimos anos se tenha assistido a um aumento das próteses completas digitais, poucos estudos avaliaram as técnicas digitais no fabrico de sobredentaduras. Assim, os autores introduziram um fluxo de trabalho digital para o fabrico de sobredentaduras, utilizando informações de próteses existentes para colmatar esta lacuna.

Deng K, Wang Y, Zhou Y e Sun Y (2019)[38] descreveram uma técnica para fabricar próteses completas amovíveis utilizando tecnologia digital, com o objetivo de criar próteses completas de diagnóstico concebidas individualmente. Discutiram um método que poderia potencialmente reduzir o número de consultas necessárias em comparação com os métodos tradicionais e oferece ampla aplicabilidade para vários tipos de pacientes edêntulos, incluindo aqueles com reabsorção severa da crista ou altas forças oclusais. Além disso, referiram as potenciais vantagens em termos de custos da utilização de impressoras 3D em relação a fresadoras mais dispendiosas, aumentando assim a acessibilidade a esta abordagem.

Al-Qarni FD, Goodacre CJ, Kattadiyil MT, Baba NZ e Paravina RD (2019)[39] realizaram um estudo in vitro para avaliar a capacidade de coloração das resinas acrílicas utilizadas em próteses completas fabricadas em CAD- CAM em comparação com materiais convencionais. Obtiveram dentes de prótese de resina acrílica de três fabricantes e fizeram espécimes de resina acrílica de base de prótese utilizando três técnicas diferentes. Após a imersão dos espécimes em café, vinho tinto ou água destilada, as diferenças de cor foram determinadas utilizando um espetrofotómetro e foi efectuada uma avaliação visual da presença de manchas na interface dente-base da prótese. Foram encontradas interacções significativas entre o material da resina acrílica e a imersão na solução de coloração, com diferenças notáveis observadas entre as técnicas de processamento. Enquanto as resinas acrílicas fresadas não mostraram superioridade significativa na resistência ao manchamento em comparação com os materiais convencionais, os blocos de prótese fresados em CAD-CAM exibiram maior resistência à acumulação de manchas na interface dente-base da prótese. Destacaram a importância de considerar as técnicas de processamento no fabrico de próteses para a resistência às manchas.

Moura GF, Siqueira R, Meirelles L, Maska B, Wang HL e Mendonça G. (2020)[40] discutiram a utilização de scanners intra-orais para simplificar o processo de cirurgia guiada através da digitalização do rebordo edêntulo e da prótese existente, oferecendo um método versátil, preciso e previsível para o planeamento digital. Esta abordagem não só melhora a qualidade da guia cirúrgica, reduzindo os artefactos de CBCT associados à prótese existente, como também capta os contornos dos tecidos moles para melhorar o ajuste da guia.

Abdulla MA, Ali HK, e Jamel RS (2020)[5] investigaram os avanços na tecnologia CAD/CAM, centrando-se nas suas aplicações, conceção e processos de construção utilizando máquinas de controlo computorizado. Discutiram a forma como a tecnologia CAD/CAM se desenvolveu rapidamente nas últimas duas décadas e concluíram que a tecnologia CAD/CAM facilita várias restaurações dentárias, utilizando processos de desenho e fresagem em modelos bidimensionais ou tridimensionais com diferentes blocos prontos através de máquinas de controlo numérico.

Srinivasan et al (2021)[4] efectuaram uma revisão sistemática que comparou as próteses completas removíveis (CDs) com desenho assistido por computador e fabrico assistido por computador (CAD-CAM) com as próteses construídas convencionalmente. Foram analisados setenta e três estudos sobre CDs CAD-CAM, abrangendo factores como a veracidade do ajuste, biocompatibilidade, propriedades mecânicas, de superfície, químicas, de cor, microbiológicas, análise tempo-custo e resultados clínicos. A fiabilidade inter-investigadores foi estabelecida através de pontuações kappa e foram realizadas meta-análises. Concluíram que os CDs CAD-CAM apresentavam propriedades mecânicas e de superfície superiores em comparação com os CDs convencionais, com benefícios que incluíam uma melhor retenção, redução do tempo de consulta e custos gerais mais baixos, tornando-os uma opção favorável para pacientes completamente desdentados.

Deng K, Chen H, Wang Y, Zhou Y e Sun Y (2021)[3] efectuaram uma avaliação clínica de um fluxo de trabalho de restauração de prótese completa digital (Sistema de Prótese Completa Digital Adequada Funcional, FSD) com o objetivo de melhorar os resultados clínicos da utilização de próteses completas e simplificar a sua aplicação. Foram utilizadas próteses de diagnóstico para obter impressões primárias e relações maxilares, que foram refinadas e confirmadas em termos estéticos. As impressões feitas por próteses de diagnóstico foram avaliadas quanto à exatidão através de comparação 3D com as próteses finais, revelando diferenças mínimas (valores RMS: 0,165 ± 0,033 mm no maxilar superior, 0,139 ± 0,031 mm no maxilar inferior). Foram utilizadas pontuações visuais analógicas (EVA) para avaliar a eficácia clínica, indicando elevados níveis de satisfação tanto dos dentistas como dos pacientes. Concluíram que o FSD simplifica o processo de restauração de próteses completas, reduzindo o número de visitas necessárias, mantendo uma precisão clínica aceitável e a satisfação dos pacientes.

Nand M e Mohammadnezhad M (2022)[1] investigaram os desafios enfrentados por pacientes edêntulos que procuram serviços de Próteses Dentárias Completas (PDC) nas Fiji, utilizando métodos de investigação qualitativa. O estudo identificou seis temas principais: falta de informação, incumprimento, desafios relacionados com a doença, redução da qualidade de vida (QdV), barreiras financeiras e aceitação pessoal. Apesar de 77% dos pacientes se sentirem inadequadamente informados sobre a CDP durante as visitas clínicas, os profissionais de medicina dentária (PDs) deram todo o apoio na abordagem destes desafios durante as clínicas de revisão. Destacaram a importância de desenvolver práticas eficazes de envolvimento dos pacientes durante a prestação de serviços de CDP para melhorar as estratégias de promoção da saúde oral adaptadas aos utilizadores de CDP nas Fiji.

Jung SW, Fan YQ e Lee C (2022)[41] discutiram as limitações dos métodos tradicionais de fabrico de próteses em medicina dentária, salientando a sua inconveniência, consumo de tempo e potencial para erros. Destacaram os recentes avanços na tecnologia digital, que permitiram a criação de próteses digitais. Também descreveram uma técnica totalmente digital para próteses fixas implanto-suportadas, envolvendo a digitalização intra-oral de pacientes edêntulos, o planeamento da colocação de implantes e o fabrico da prótese final. Esta técnica oferece uma restauração imediata mais simples e mais eficiente após a colocação do implante, sem a necessidade dos tradicionais moldes de gesso.

Alhallak K, Hagi-Pavli E e Nankali A (2023)[42] analisaram a aplicação clínica atual do desenho assistido por computador/fabricação assistida por computador (CAD/CAM) e das próteses impressas tridimensionais (3D) em clínicas dentárias. Os resultados destacaram as vantagens das próteses digitais na poupança de tempo de trabalho, na obtenção de resultados clínicos satisfatórios e na segurança dos registos dos pacientes, embora com a necessidade de visitas adicionais para garantir a satisfação estética, uma boa retenção e a dimensão vertical ideal. Foram recomendadas provas clínicas para obter melhores resultados, tendo sido sublinhada a acessibilidade das impressoras 3D em comparação com os centros de fresagem. Em conclusão, as próteses digitais são promissoras no tratamento de pacientes edêntulos, particularmente em áreas remotas com acesso limitado a técnicos qualificados, apesar de algumas limitações nas suas aplicações.

Dimitrova M, Vlahova A, Kalachev Y, Kazakova R e Capodiferro S (2023)[43] debruçaram-se sobre uma revisão abrangente destinada a avaliar a utilização de técnicas de desenho assistido por computador e fabrico assistido por computador (CAD/CAM) na criação de próteses completas (CDs). Analisaram a literatura existente relativa a próteses completas impressas em 3D, abrangendo vários aspectos, tais como biomateriais inovadores, métodos de fabrico, fluxo de trabalho e eficácia clínica. Concluíram que a tecnologia digital contemporânea oferece vantagens evidentes nos cuidados de saúde dentários. No entanto, uma incorporação bem sucedida requer uma preparação meticulosa, enfatizando a versatilidade e a gama de aplicações do fluxo de trabalho digital.

Arora O, Ahmed N, Siurkel Y, Ronsivalle V, Cicciù M e Minervini G (2024)[44] exploraram a estabilidade da cor e a dureza de vários materiais CAD/CAM em medicina dentária, incluindo resinas acrílicas fresadas e impressas em 3D. Foram avaliados quatro tipos de materiais e foram efectuados testes para avaliar as suas propriedades. Os resultados indicaram que o PMMA fresado exibiu uma estabilidade de cor superior em comparação com as amostras de resina impressas em 3D, sendo que o PMMA fresado na cor do dente apresentou a dureza mais elevada. Além disso, os materiais CAD/CAM de cor de dente demonstraram valores de dureza mais elevados em comparação com os materiais de cor-de-rosa. No geral, o estudo concluiu que o PMMA fresado oferece uma melhor estabilidade de cor do que as resinas impressas em 3D e que os materiais CAD/CAM de tonalidade dentária são geralmente mais duros do que os materiais de tonalidade rosa.

CCD E OS SEUS DESAFIOS

O fluxo de trabalho convencional para o fabrico de próteses completas é um procedimento bem definido, mas intensivo em tempo e sensível à técnica.[45] Este processo protético de várias fases necessita normalmente de várias visitas clínicas (variando entre 4 e 5 consultas) e envolve uma série de passos meticulosos:

1. **Impressão preliminar:** A fase inicial envolve a captura das arcadas edêntulas do paciente utilizando uma moldeira de stock ou uma impressão de revestimento de uma prótese existente (se existente).

2. **Fabrico de moldeiras personalizadas e impressão final:** Subsequentemente, uma moldeira personalizada é meticulosamente fabricada para garantir uma representação exacta e detalhada dos tecidos duros orais. Esta moldeira personalizada é então utilizada para obter uma impressão final, que serve de base para a construção da base da prótese.

3. **Relação dos maxilares:** Para estabelecer um esquema oclusal harmonioso, é registada uma relação abrangente do maxilar. Este registo incorpora a relação cêntrica e a dimensão vertical das medições de oclusão, que são cruciais para o funcionamento ideal da prótese.

4. **Prova da prótese:** Uma fase crucial que envolve a avaliação da disposição dos dentes da prótese, tanto a nível estético como funcional. Durante esta consulta de prova, o dentista avalia factores como a fonética, os contactos oclusais e a estética geral, permitindo ajustes antes do processamento final da prótese.

5. **Entrega e colocação da prótese:** Após ajustes meticulosos e aprovação do paciente, as próteses completas finais são inseridas e entregues. Esta visita centra-se na obtenção de um ajuste ótimo, retenção e conforto do paciente.

6. **Cuidados e manutenção pós-entrega:** É importante reconhecer que uma terapia de prótese bem sucedida se estende para além do processo de fabrico inicial. As consultas de manutenção regulares e as eventuais reparações são frequentemente necessárias para garantir a satisfação contínua do doente e o funcionamento ótimo da prótese.

Esta abordagem convencional, embora comprovadamente eficaz, exige dedicação tanto do profissional de medicina dentária como do paciente devido à natureza de várias fases e ao tempo associado.

Desafios das próteses convencionais

Embora as próteses convencionais ofereçam uma solução para substituir os dentes em falta, apresentam vários desafios:

- **Compromisso de tempo:** As múltiplas consultas necessárias podem ser incómodas e consumir muito tempo aos doentes.

- **Competência técnica:** A criação de próteses bem ajustadas exige uma competência significativa tanto do dentista como do técnico dentário.

- **Potencial de desconforto:** O processo de adaptação a novas próteses pode ser um desafio para alguns pacientes, levando a desconforto e dificuldade em falar e mastigar.

- **Manutenção da higiene:** As próteses removíveis requerem uma limpeza adequada para evitar a acumulação de bactérias e fungos, que podem representar riscos para a saúde dos pacientes idosos.[46]

Procurar melhorar: O potencial das técnicas simplificadas

Estudos recentes sugerem que uma abordagem simplificada ao fabrico de próteses pode ser tão eficaz como o método convencional em termos de satisfação do doente, qualidade da prótese e capacidade de mastigação.[47] Estas técnicas simplificadas combinam frequentemente passos clínicos e laboratoriais, reduzindo potencialmente o número de consultas e o tempo total de tratamento.

Próteses fabricadas digitalmente

Uma simplificação promissora envolve técnicas de fabrico digital. Neste caso, as próteses existentes podem ser digitalizadas e reproduzidas digitalmente, permitindo:

- **Materiais melhorados:** Utilização de biomateriais de alta qualidade para aumentar a durabilidade da prótese.
- **Ajuste melhorado:** Criação de um ajuste mais exato através da reprodução da superfície interna da prótese existente.
- **Funcionalidade preservada:** Copiar os aspectos funcionais da superfície exterior da prótese existente.

- **Retenção de dados:** Manutenção de cópias digitais para futuras reparações ou substituições, particularmente benéficas para os doentes idosos em instalações de cuidados.

Estes avanços oferecem uma experiência de prótese mais eficiente e potencialmente mais confortável, especialmente para os pacientes que podem ter dificuldade em adaptar-se a próteses totalmente novas.

As próteses completas convencionais, embora sejam um tratamento bem estabelecido, têm limitações relacionadas com o tempo, a experiência do doente e os cuidados contínuos. Felizmente, os avanços nas técnicas simplificadas e no fabrico digital oferecem alternativas promissoras para o futuro dos cuidados com as próteses totais.

O QUE SÃO PRÓTESES DIGITAIS?

As próteses digitais são uma inovação revolucionária na área da prótese dentária, utilizando tecnologia digital avançada para revolucionar a criação e a adaptação de próteses. Ao contrário das próteses tradicionais, que são feitas à mão, as próteses digitais são concebidas e fabricadas utilizando processos de desenho assistido por computador (CAD) e de fabrico assistido por computador (CAM). De acordo com a GPT 10, as próteses digitais referem-se normalmente a "uma prótese completa amovível criada com automatização, utilizando desenho assistido por computador (CAD), fabrico assistido por computador (CAM) e engenharia assistida por computador (CAE) em vez de processos convencionais".[48] (Fig. 1)

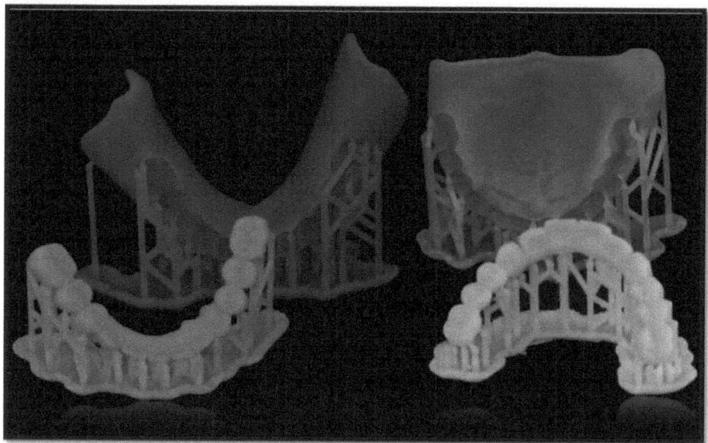

Fig 1: Dentadura digital[49]

A conceção de próteses digitais é produzida utilizando materiais dentários de alta qualidade, garantindo um produto que é simultaneamente durável e confortável. O processo digital reduz significativamente o número de ajustes necessários, proporcionando uma melhor adaptação inicial e melhorando o conforto e a funcionalidade gerais para o paciente. Além disso, a utilização de registos digitais permite um fácil armazenamento e recuperação, facilitando futuros ajustes ou substituições.

Ao integrar tecnologias avançadas de digitalização, conceção e fabrico, as próteses digitais oferecem uma alternativa mais eficiente, precisa e consistente aos métodos tradicionais de fabrico de próteses. Esta abordagem inovadora não só melhora a experiência do paciente, como também estabelece um novo padrão nas próteses dentárias, combinando a precisão tecnológica com a experiência dentária para obter resultados superiores. As próteses digitais representam o futuro da criação de próteses, proporcionando um processo simplificado que resulta num ajuste altamente personalizado e confortável para os pacientes.

EVOLUÇÃO DAS PRÓTESES DIGITAIS

Durante séculos, as próteses têm respondido às necessidades dos pacientes desdentados, restaurando a forma, a função e a estética. Os materiais e os métodos de fabrico evoluíram ao longo de 80 anos para imitar as estruturas orais naturais em actividades como a mastigação, a fala e o controlo muscular, melhorando também a aparência.[2] Desde 1936, a resina de poli(metacrilato de metilo) (PMMA) tem sido o material de eleição para próteses removíveis devido às suas propriedades favoráveis, biocompatibilidade e aspeto.[6] Esta resina acrílica utiliza a polimerização por calor para endurecer numa prótese que pode ser polida e ajustada à utilização do paciente. Embora o material permaneça praticamente inalterado, as técnicas e os métodos de fabrico melhoraram certamente a qualidade das próteses completas.

A era digital na medicina dentária permitiu estes avanços na qualidade e fabrico de materiais. A medicina dentária de coroas e pontes tem estado na vanguarda desta revolução digital. A primeira coroa CAD/CAM foi concebida e fresada a partir de um ficheiro informático em 1990.[15] A fresagem tornou-se mais comum em 1997 e, atualmente, quase substituiu todas as técnicas tradicionais de laboratório de coroas e pontes.[7] As vantagens do CAD/CAM para coroas e pontes incluem a utilização de melhores materiais, a redução da mão de obra, a relação custo-eficácia e o aumento do controlo de qualidade - estes mesmos princípios podem ser aplicados às dentaduras, cuja qualidade tem variado historicamente devido às técnicas de fabrico e ao erro humano.[13]

Nesta era tecnológica, a medicina dentária também tem vindo a explorar as próteses removíveis fabricadas digitalmente. As primeiras próteses fabricadas digitalmente foram desenvolvidas já em 1994 por investigadores japoneses utilizando prototipagem rápida.[42] Desde então, numerosas empresas e laboratórios entraram no mercado dentário digital em rápida evolução. Em 2009, Goodacre colaborou com programadores para desenvolver o 3D Tooth Arrangement Program (Programa de disposição de dentes em 3D) para o ensino de estudantes de medicina dentária.[15] Este software permite a disposição digital de dentes para visualizar esquemas e configurações oclusais, permitindo que os professores avaliem a competência com uma abordagem medida. Pouco tempo depois, foram criados vários programas proprietários de software de disposição de dentes para que os prestadores de serviços dentários ou os técnicos de laboratório pudessem conceber facilmente configurações de dentes de prótese e festooning. Uma revisão sistemática de 2013 destacou duas áreas das próteses CAD/CAM que requerem mais investigação e desenvolvimento: impressões digitais e protocolos para colar dentes a bases de próteses fabricadas digitalmente.[16] Estes factores continuam a ser debatidos tanto na investigação como na prática clínica.

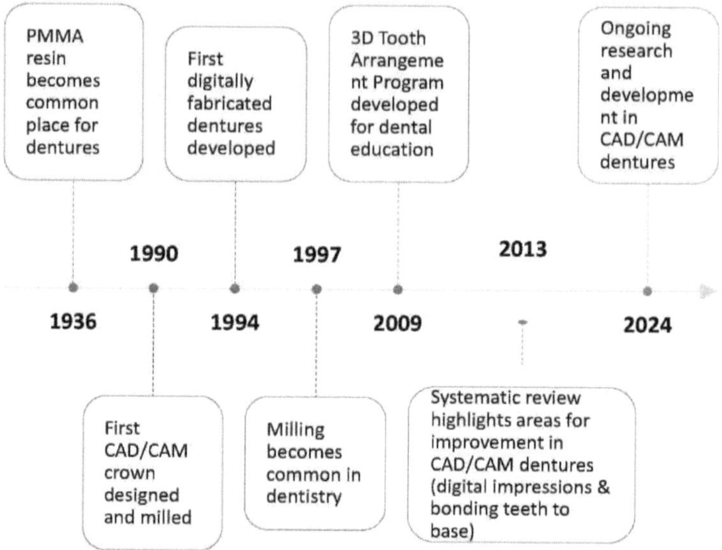

Fig. 2 Evolução da prótese digital

APLICAÇÕES DAS PRÓTESES DIGITAIS

A tecnologia digital transformou o panorama do fabrico de próteses, oferecendo uma abordagem mais simplificada, precisa e eficiente aos cuidados dos pacientes.

1. Próteses imediatas: Transição sem problemas e sem atrasos[36]

O fluxo de trabalho digital destaca-se na criação de próteses imediatas, minimizando as perturbações para os pacientes submetidos a extração dentária. A decomposição do processo é a seguinte:

- **Captura de informações do paciente:** O percurso começa com a captura de impressões digitais ou convencionais da dentição do paciente. Além disso, os registos interoclusais (registo da mordida) são obtidos convencionalmente para compreender as relações dos maxilares. Os dentes naturais existentes são cuidadosamente avaliados para determinar a sua posição e quaisquer modificações necessárias para a futura prótese. (Fig. 3 A e B)

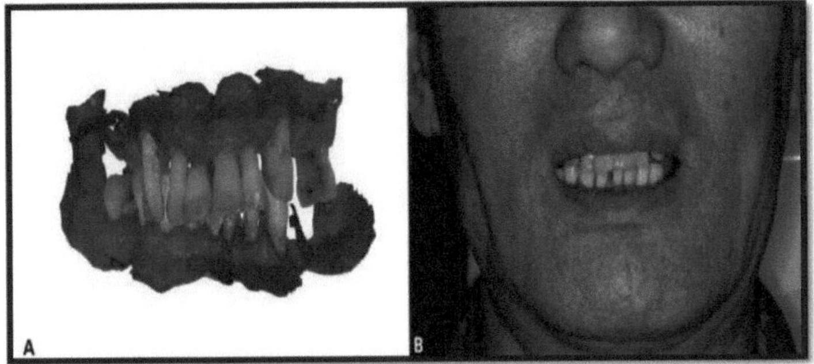

Fig. 3 (A). Avaliação inicial do paciente. Impressões intra-orais digitais e relação

inter-arcadas obtidas por meio de um scanner intra-oral (Trios 3, 3Shape) (B).

Fotografia clínica obtida numa posição de repouso fisiológico.

- **Conceção e planeamento digital:** Todos os registos recolhidos são depois meticulosamente digitalizados e integrados num ambiente digital no laboratório. Isto permite a extração virtual dos dentes a partir das impressões digitais, abrindo caminho para a colocação ideal dos dentes protéticos com base nos dados clínicos do paciente. Se necessário, pode ser impresso em 3D um protótipo de prótese para uma sessão de prova, garantindo o ajuste e a estética correctos antes do fabrico final. (Fig. 4, Fig. 5, Fig. 6 e Fig. 7)

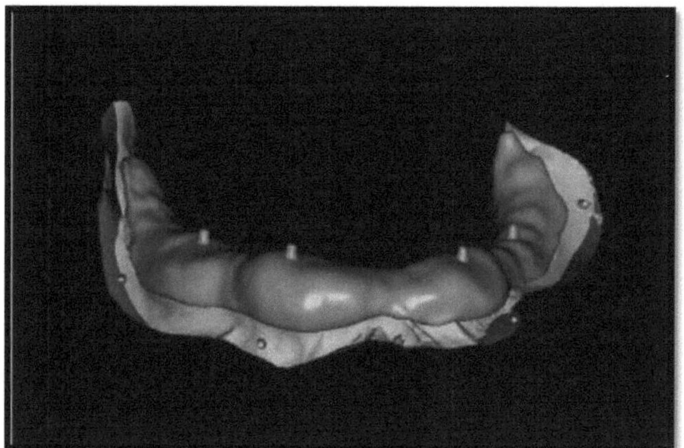

Fig. 4 Remoção de dentes residuais da impressão intra-oral digital mandibular, seguida do desenho da prótese experimental mandibular modificada.

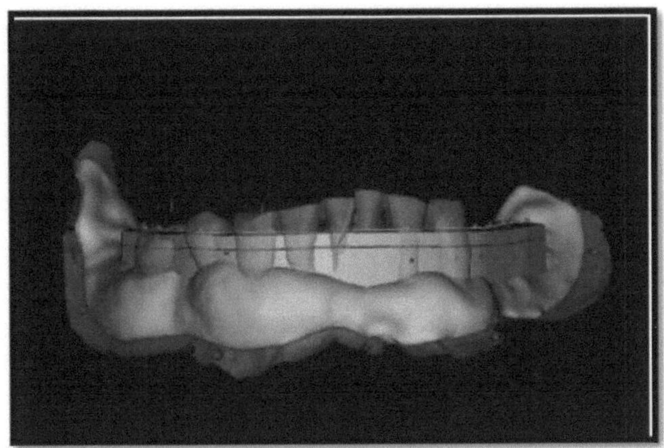

Fig. 5 Desenho da base da prótese experimental mandibular e do conjunto do rebordo oclusal.
A montagem é sobreposta ao estado inicial para efeitos de comparação.

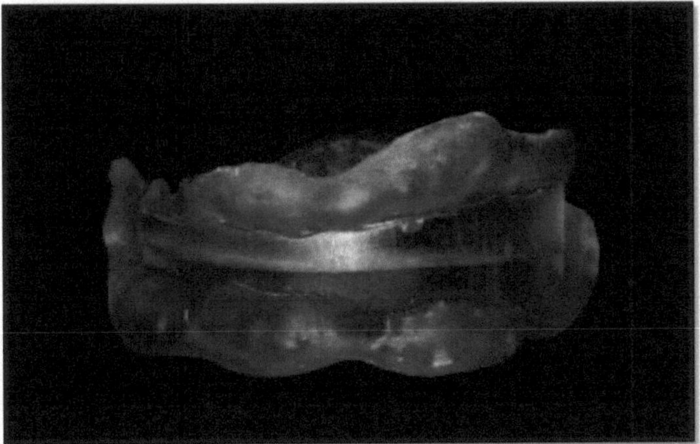

Fig.6 Fabrico da base da prótese de prova em resina e dos conjuntos do rebordo oclusal em resina com uma impressora tridimensional (Zenith U, Zenith).

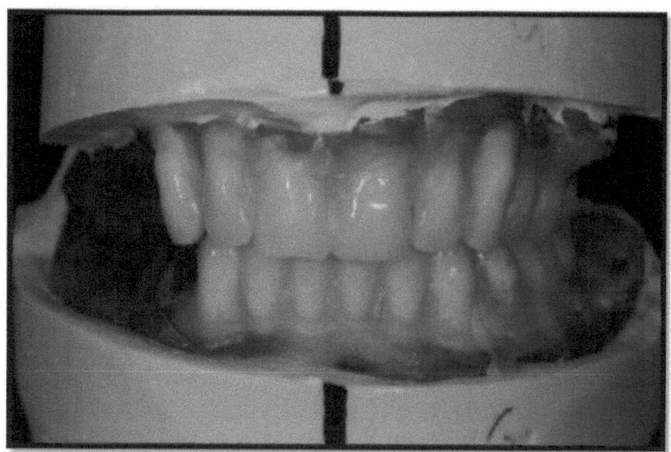

Fig. 7 Disposição dos dentes artificiais de forma alternada após a montagem dos conjuntos e dos respectivos moldes dentários.

- **Fabrico e entrega:** Uma vez finalizado o desenho, as próteses digitais são fresadas a partir de blocos de resina pré-polimerizados ou impressas em 3D utilizando materiais biocompatíveis. Após a extração do dente natural, as próteses digitais fabricadas com precisão são colocadas na boca do paciente seguindo os protocolos protéticos estabelecidos. Esta transição perfeita minimiza o período sem dentes, aumentando o conforto e a confiança do paciente. (Fig. 8 A & B, Fig. 9)

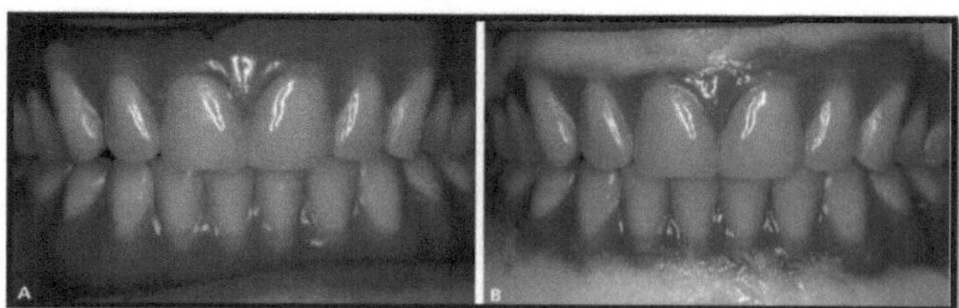

Fig. 8 Colocação intra-oral das próteses imediatas após a extração. A. Experimentação de próteses imediatas. B. Colocação das próteses imediatas após

o revestimento com um material de revestimento de próteses.

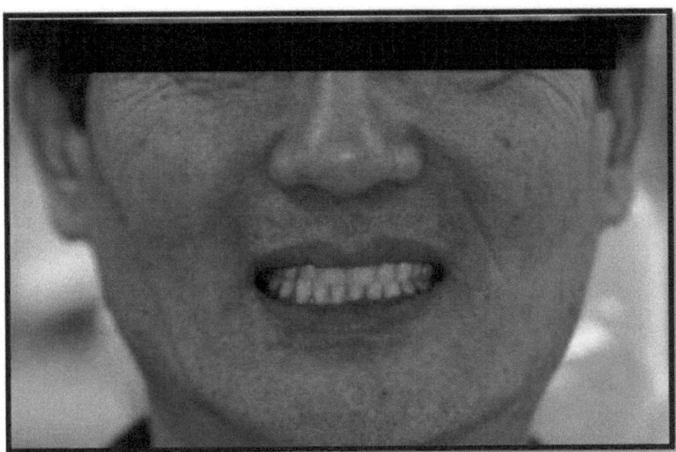

Fig.9 Fotografia clínica obtida 6 meses após a colocação da prótese.

2. Orientação radiográfica: Planeamento de precisão para a colocação de implantes

As próteses digitais desempenham um papel crucial no planeamento de restaurações suportadas por implantes. Os marcadores radiográficos podem ser estrategicamente incorporados no desenho digital da prótese ou de um protótipo. Estes marcadores servem de guia durante as tomografias computorizadas de feixe cónico (CBCT), fornecendo dados valiosos para um posicionamento preciso do implante. Os dados da CBCT não só facilitam a colocação óptima do implante, como também ajudam no fabrico de uma guia cirúrgica, garantindo um posicionamento 3D preciso dos implantes durante a cirurgia. Além disso, a informação gerada durante a fase de protótipo pode ser aproveitada para criar a estrutura da prótese definitiva e a sua fresagem subsequente.[40]

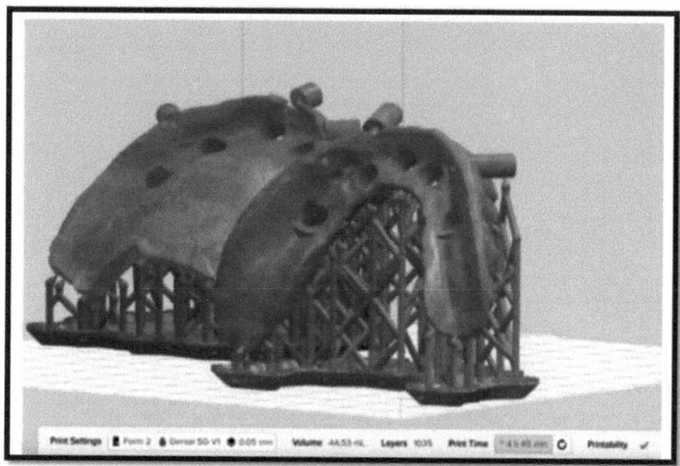

Fig. 10 Guias impressas a partir de resina biocompatível (Dental SG; Forms Lab) numa impressora 3D (Form2, Forms Lab) com definições de 50 µm por camada.

3. Overdentures suportadas por implantes: Maior estabilidade e confiança[37]

O fluxo de trabalho digital utilizado para próteses completas pode ser facilmente adaptado para o fabrico de sobredentaduras implanto-suportadas. No entanto, são efectuados alguns ajustes fundamentais:

- **Seleção e colocação de attachments:** Com base na altura da cúpula da mucosa do paciente, são seleccionados encaixes específicos que são posteriormente fixados aos implantes.

- **Integração do espaçador de processamento:** Um espaçador de processamento é posicionado sobre os encaixes para manter a sua

44

disposição espacial durante o fabrico da base da prótese.

- **Impressão digital e aquisição de registos:** As impressões convencionais ou digitais, juntamente com o registo da mordida, são capturadas com os encaixes e o espaçador de processamento colocados na boca do paciente.

- **Conceção e fabrico digital:** Todos os registos são transmitidos ao laboratório para processamento digital. Os recessos são meticulosamente concebidos na base da prótese para acomodar os encaixes da sobredentadura. Os elementos de retenção destes acessórios são então incorporados na cadeira durante a colocação final da prótese.

O fluxo de trabalho digital para o fabrico de sobredentaduras suportadas por implantes é explicado (Fig. 11 - Fig. 18)

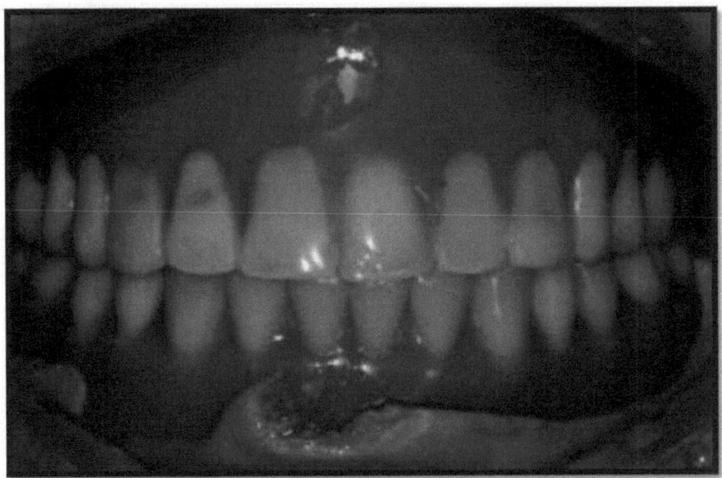

Fig. 11 Impressão mandibular obtida em oclusão.

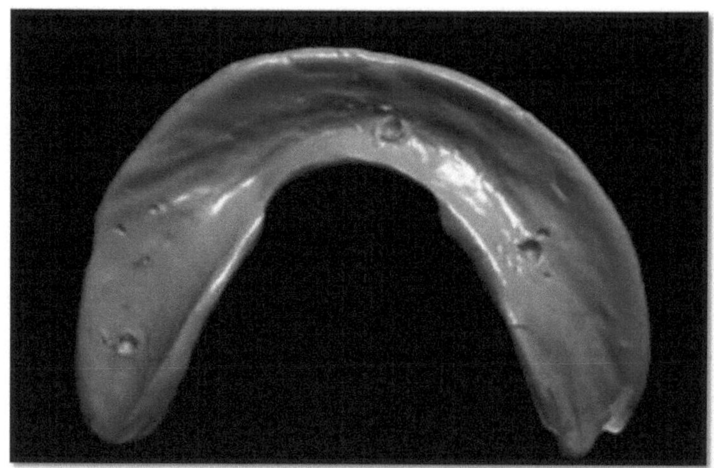

Fig. 12 Marca de resina registada e dentadura mandibular digitalizada

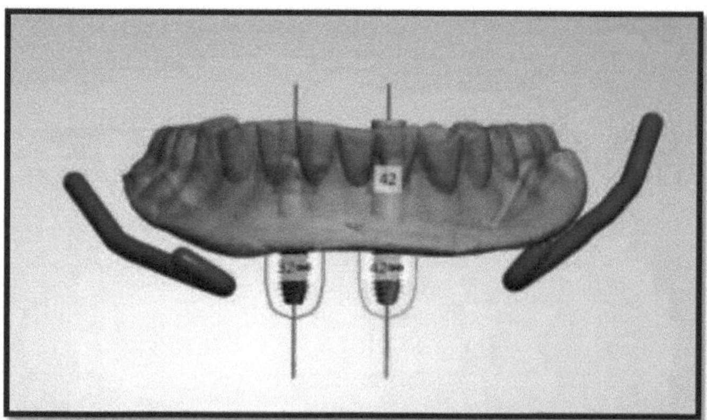

Fig. 13 Fusão de imagem STL e dados de tomografia computorizada de feixe
cónico.
STL, linguagem de tesselação padrão

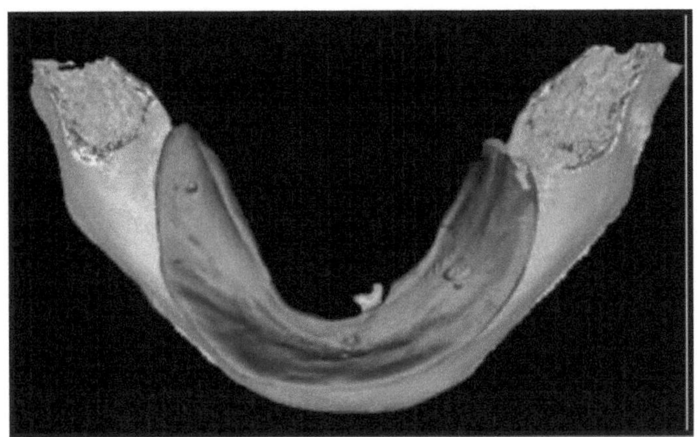
Fig. 14 Planeamento cirúrgico do implante em relação às posições dos dentes da prótese mandibular digitalizada

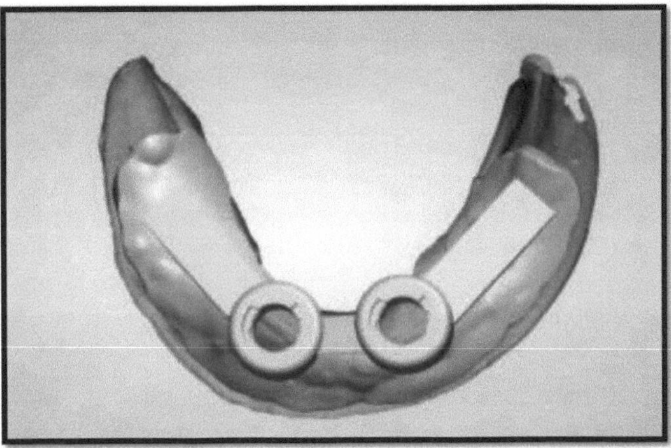
Fig.15 Modelo de cirurgia de implante

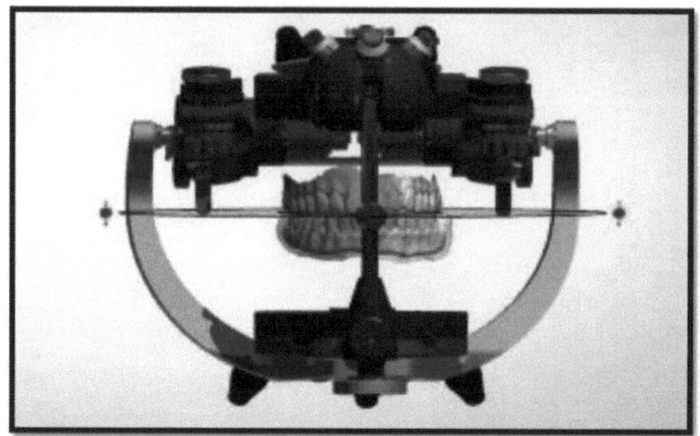

Fig. 16 Desenho da prótese completa mandibular com a dimensão vertical oclusal existente.

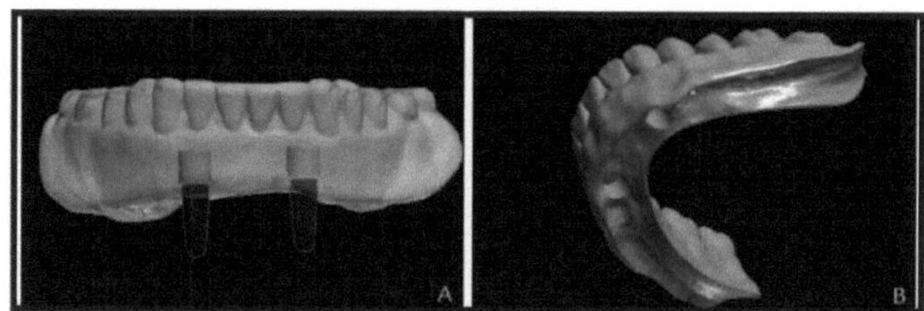

Fig. 17 A & B Geração de espaço na superfície do tecido da prótese mandibular digitalizada

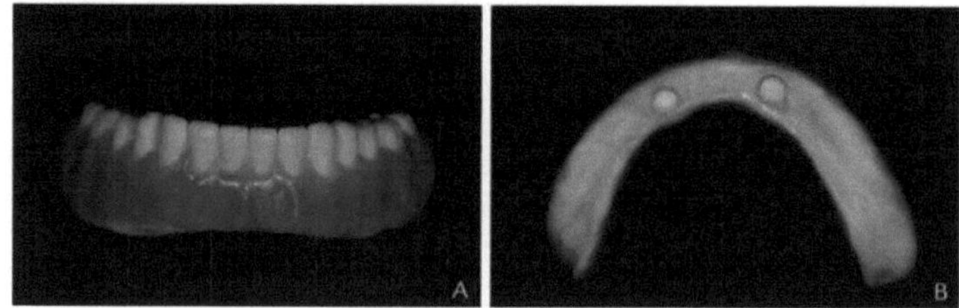

Fig. 18 Prótese completa mandibular de uma só peça. A, Vista facial. B, Vista de entalhe mostrando o espaço para a tampa macho com a peça macho

4. Próteses fixas suportadas por implantes: Uma jornada de tratamento simplificada[41]

Os dados digitais gerados durante o fabrico de um protótipo ou de uma prótese de transição podem ser estrategicamente utilizados para desenhar e fresar a prótese fixa definitiva suportada por implantes. Isto elimina a necessidade de avaliações repetidas do posicionamento dos dentes, uma vez que as posições óptimas estabelecidas durante as fases iniciais do tratamento são mantidas ao longo de todo o processo. (Fig. 19)

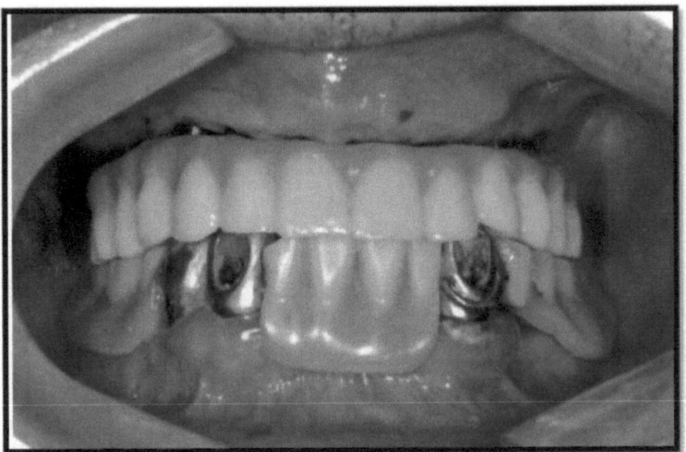

Fig.19 Restauração definitiva fabricada por CAD/CAM com base em digitalizações directas das restaurações provisórias feitas com scanners intra-orais.

Ao aproveitar o poder da tecnologia digital, os profissionais de medicina dentária podem criar uma experiência mais previsível, eficiente e confortável para os pacientes que procuram próteses e restaurações suportadas por implantes. As aplicações destacadas nesta secção demonstram a versatilidade e o potencial transformador das próteses digitais na medicina dentária moderna.

CLASSIFICAÇÃO DAS PRÓTESES DIGITAIS

Esta abordagem inovadora simplifica o processo de fabrico, oferecendo uma maior precisão, eficiência e resultados para os pacientes. No centro da tecnologia CAD/CAM está a capacidade de traduzir um desenho digital numa restauração dentária tangível. No entanto, esta transformação pode ser conseguida através de dois métodos distintos: o método subtrativo (fresagem) e o método aditivo (impressão 3D).

1. Método subtrativo

O método subtrativo, também conhecido como fresagem, utiliza uma máquina de fresagem controlada por computador para esculpir meticulosamente próteses dentárias a partir de blocos de resina pré-polimerizados (Fig. 20). Esta abordagem oferece várias vantagens em relação às técnicas tradicionais de processamento de próteses.

Uma das vantagens mais significativas do método subtrativo é o ajuste e a estabilidade excepcionais obtidos com bases de prótese fresadas. Ao contrário das próteses convencionais, que podem sofrer retração durante o processamento devido a reacções de polimerização, a resina acrílica pré-polimerizada utilizada neste método apresenta uma estabilidade dimensional superior. Isto traduz-se num ajuste mais preciso para o paciente, assegurando um conforto e uma função óptimos. [24,26]

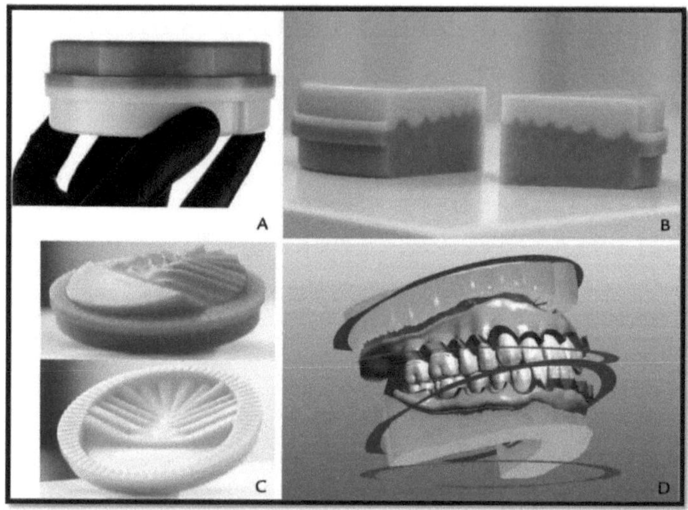

Fig. 20 A, Disco de prótese completo com polimetacrilato de metilo de cor gengival e dentária (Ivotion Monolithic; Ivoclar Vivadent AG). B, Secção transversal do disco mostrando a transição da base rosa para os dentes. C, Vista do aspeto interior do disco mostrando a tecnologia de geometria da concha utilizada para definir a morfologia da papila e do dente. D, tecnologia de geometria da concha incorporada no programa de software CAD 3Shape Dental System.[50]

O método subtrativo também apresenta vantagens estéticas e de conforto. As propriedades físicas melhoradas da resina pré-polimerizada permitem o desenho de bases de próteses palatinas mais finas. Isto é particularmente benéfico para as próteses imediatas colocadas sobre maxilares anteriores proeminentes. Ao reduzir o volume na área do lábio superior, uma base mais fina contribui para uma aparência mais natural e esteticamente agradável.[24] Além disso, os estudos demonstraram que a resina fresada apresenta uma maior molhabilidade, melhorando potencialmente a adesão e o conforto do paciente.[8]

Para além da estética e do conforto, o método subtrativo oferece avanços significativos nas propriedades dos materiais em comparação com os materiais convencionais para bases de próteses. A investigação demonstrou que as bases de prótese fresadas possuem características mecânicas superiores, incluindo:

- **Redução do monómero residual:** As resinas fresadas contêm menos monómero residual, um potencial irritante, em comparação com os materiais de base de prótese activados pelo calor.[29,30]

- **Superfície mais lisa:** O processo de fresagem cria uma superfície mais lisa, reduzindo potencialmente a acumulação de placa bacteriana e melhorando a estética.[44,33]

- **Resistência às manchas:** As bases de prótese fresadas apresentam uma melhor resistência às manchas na superfície, ajudando a manter uma aparência limpa e esteticamente agradável.[39]

- **Resistência e durabilidade melhoradas:** As bases de prótese fresadas demonstram propriedades mecânicas superiores, incluindo um módulo de elasticidade mais elevado (resistência à deformação), maior resistência à flexão (resistência à flexão) e maior resistência à fratura (resistência à fissuração)[30,34,44]

- **Material mais denso:** As resinas pré-polimerizadas fresadas são mais densas do que os materiais de base de prótese activados pelo calor, contribuindo potencialmente para as suas propriedades melhoradas.[12,29]

Um exemplo clínico de Kanazawa et al (2011) demonstra a eficiência do método subtrativo no fabrico de próteses. O seu fluxo de trabalho envolveu a digitalização de um conjunto de dentes artificiais e da prótese existente do doente. Além disso, as tomografias de feixe cónico captaram detalhes da mucosa e da relação cêntrica do doente. Esta informação foi depois integrada num programa de software CAD 3D para desenhar a prótese virtual. Finalmente, uma máquina de fresagem subtractiva (CNC) esculpiu as bases transparentes da prótese com recessos para a colagem manual subsequente dos dentes da prótese.[14]

Os pucks de PMMA (polimetacrilato de metilo) utilizados para a fresagem de bases de próteses oferecem vantagens adicionais devido ao seu método de processamento único. A alta temperatura e pressão utilizadas durante a moldagem por injeção promovem a formação de cadeias de polímero mais longas dentro dos pucks de PMMA. Isto resulta num maior grau de conversão de monómeros, minimizando o conteúdo de monómeros residuais e reduzindo a porosidade.[17,23] As condições de processamento a alta pressão também diminuem as distâncias intermoleculares e minimizam o volume livre dentro do material, contribuindo potencialmente para melhorar as propriedades mecânicas.[12] Os estudos indicam que o método subtrativo produz bases de prótese mais duras devido às condições de processamento e à utilização de cargas inorgânicas. Isto traduz-se numa maior resistência ao desgaste durante a função e a limpeza. [17]

Atualmente, são utilizados vários sistemas subtractivos contemporâneos nas clínicas dentárias. Estes sistemas envolvem normalmente a fresagem da base da prótese a partir de um molde de resina pré-polimerizada, com dentes de prótese pré-fabricados ou fresados.

2. Método aditivo (impressão 3D):

Enquanto o método subtrativo se destaca na escultura de próteses precisas a partir de materiais pré-existentes, o método aditivo, também conhecido como impressão 3D, oferece uma abordagem distinta ao fabrico de restaurações dentárias. Este método constrói objectos tridimensionais através da deposição de material camada a camada, guiado por um desenho digital.[31] (Fig. 21)

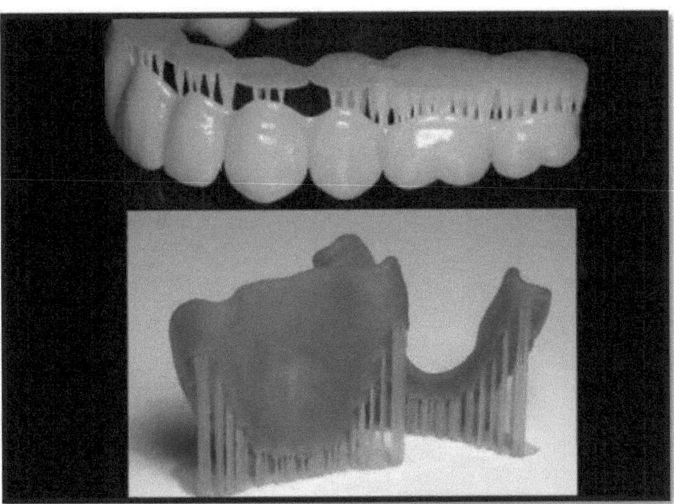

Fig. 21 Dentadura impressa em 3D[51]

Em comparação com o método subtrativo, a impressão 3D oferece várias vantagens:

- **Eficiência do material:** O fabrico aditivo utiliza material apenas onde é necessário durante o processo de impressão, minimizando o desperdício em comparação com os métodos subtractivos que removem material de um bloco sólido. [31]

- **Liberdade geométrica:** A impressão 3D permite a criação de geometrias complexas, incluindo cortes inferiores intrincados, canais e redes internas, que podem ser difíceis ou impossíveis de alcançar com métodos subtractivos.[31] Isto abre portas para a conceção de próteses leves com melhores rácios de resistência/peso.

- **Personalização:** A abordagem aditiva facilita prontamente a personalização para pacientes individuais. Podem ser efectuados pequenos ajustes ao desenho digital para personalizar o ajuste e a função da restauração.

No entanto, o método aditivo também apresenta algumas limitações:

- **Propriedades do material:** As propriedades mecânicas dos materiais de base de prótese impressos em 3D podem ainda não corresponder totalmente às das bases de prótese fresadas fabricadas a partir de resinas pré-polimerizadas.

- **Acabamento da superfície:** O acabamento da superfície das próteses impressas em 3D pode ser mais áspero em comparação com as restaurações fresadas, afectando potencialmente a estética e a acumulação de placa bacteriana.

- **Pós-processamento:** Dependendo da tecnologia de impressão, as próteses impressas em 3D podem exigir etapas adicionais de pós-processamento, como a remoção do suporte e o acabamento da superfície, o que pode aumentar o tempo total de processamento.[43]

Apesar destas limitações, a impressão 3D é uma promessa significativa para o futuro da prótese dentária. Os avanços contínuos nos materiais e nas tecnologias de impressão estão a melhorar continuamente as propriedades mecânicas, o acabamento da superfície e a eficiência do método aditivo.

Tipos de fabrico aditivo em medicina dentária:

Estão a ser exploradas várias tecnologias de impressão 3D no campo da medicina dentária. As tecnologias comuns utilizadas na prática dentária incluem a estereolitografia (SLA), os sistemas baseados em jato de tinta (3DP), a sinterização selectiva por laser (SLS) e a modelação por deposição fundida (FDM).

Fotopolimerização em cuba (SLA): Esta técnica envolve um banho de resina líquida fotossensível, uma plataforma de construção de modelos e um laser ultravioleta (UV) para curar a resina. As camadas são curadas e coladas sequencialmente para criar um objeto sólido, que é utilizado para moldes em cirurgias reconstrutivas e subperiosteais em tratamentos com implantes dentários (Fig. 22). Atualmente, a principal utilização dos modelos de SLA na prática dentária é o fabrico de modelos de perfuração cirúrgica durante a inserção de implantes dentários. A SLA oferece alta resolução e precisão, tornando-a adequada para o fabrico de moldes de impressão personalizados, guias cirúrgicos e determinados tipos de coroas e pontes.

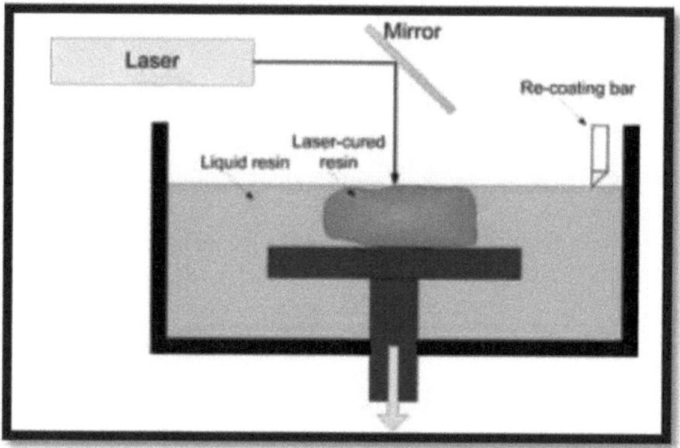

Fig. 22 Representação esquemática da SLA

- Sistemas baseados em jato de tinta (3DP): Neste método, uma quantidade precisa de material em pó bruto é dispensada de um recipiente por um pistão em movimento (Figura 2). De seguida, um rolo espalha e comprime o pó no topo da câmara de fabrico. A partir de uma cabeça de jato multicanal, é depositado um adesivo líquido num padrão 2D sobre o pó, fazendo com que este se una e forme uma camada do objeto. Uma vez concluída uma camada, o pistão ajuda a espalhar e a aderir à camada de pó seguinte. Esta abordagem camada a camada continua até que todo o protótipo esteja construído. Após

o processo de aquecimento, qualquer pó não ligado é removido, deixando

a peça fabricada intacta.

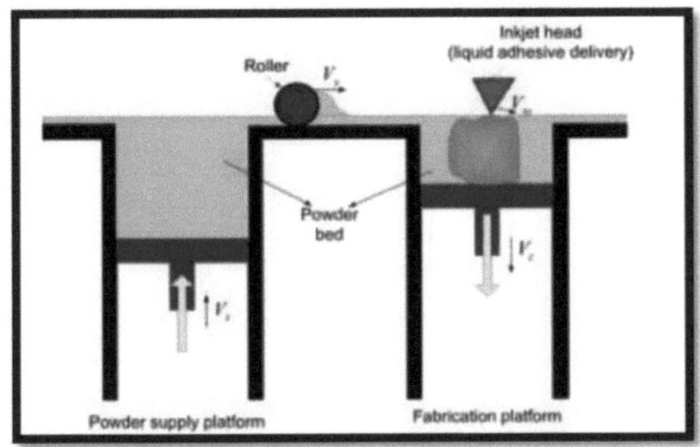

Fig. 23 Representação esquemática da 3DP

- Sinterização selectiva por laser (SLS): No método SLS, as camadas de um

determinado material em pó são fundidas num modelo 3D através da

adoção de um laser dirigido por computador. Um rolo distribui o material

em pó sobre a superfície de um cilindro de construção. O pó é espalhado

camada a camada sobre a camada endurecida anterior e sinterizado

repetidamente. Para segurar a nova camada de pó fresco, a plataforma de

suporte relega uma espessura de camada de objeto. A superfície deste pó

firmemente comprimido é então exposta a um feixe de laser. O

procedimento é autossustentável, e todas as peças podem ser coladas camada por camada. A técnica SLS tem vantagens significativas em medicina dentária, particularmente em prótese dentária, uma vez que podem ser utilizados neste método vários materiais termoplásticos, tais como compósito de nylon, cera de fundição de investimento, materiais metálicos, cerâmica e compósitos termoplásticos.

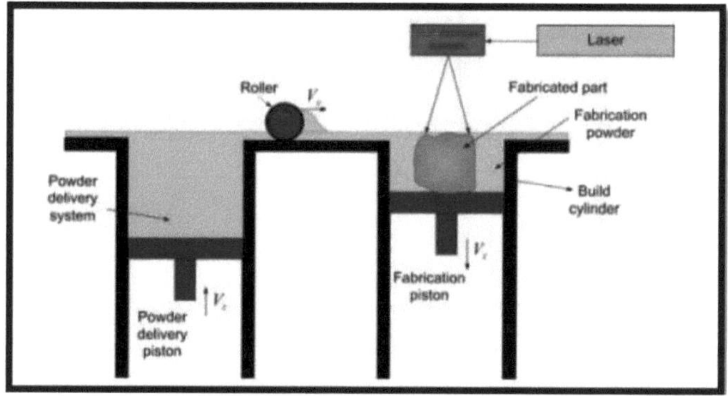

Fig. 24 Representação esquemática da SLS

- Extrusão de material (FDM): A modelação por deposição fundida (FDM) é uma técnica de prototipagem rápida em que um material termoplástico é extrudido camada a camada a partir de um bocal com temperatura controlada. Neste processo, um filamento de polímero termoplástico é introduzido no bocal de FDM aquecido, fundindo-o num estado semi-líquido. O bocal, guiado por um processador, traça e deposita com precisão o material em camadas extremamente finas numa plataforma de suporte. O material solidifica e liga-se à camada anterior no espaço de 0,1 segundos após a extrusão. As estruturas de suporte são criadas para as peças salientes e são posteriormente removidas cortando-as do objeto. No entanto, a resolução e o acabamento da superfície das próteses impressas por FDM podem ser inferiores aos da SLA.[43]

A escolha entre os métodos subtrativo e aditivo para o fabrico de restaurações dentárias depende de vários factores, incluindo o tipo específico de prótese, as propriedades desejadas do material, a complexidade geométrica e considerações de custo. À medida que ambos os métodos continuam a evoluir, os dentistas terão um conjunto de ferramentas em expansão para criar restaurações óptimas e centradas no paciente.

PEÇAS DO SISTEMA DE CAME CAD

No domínio da tecnologia dentária, os sistemas CAD/CAM desempenham um papel fundamental na revolução de vários aspectos da prótese dentária. Composto por vários componentes integrais, estes sistemas amalgamam a proeza digital com a perícia dentária para melhorar a precisão, a eficiência e a personalização das soluções protéticas. Existem basicamente 3 partes: (Fig. 25)

1. Unidade de aquisição de dados

2. Conceção de próteses

3. Tecnologias de fabrico

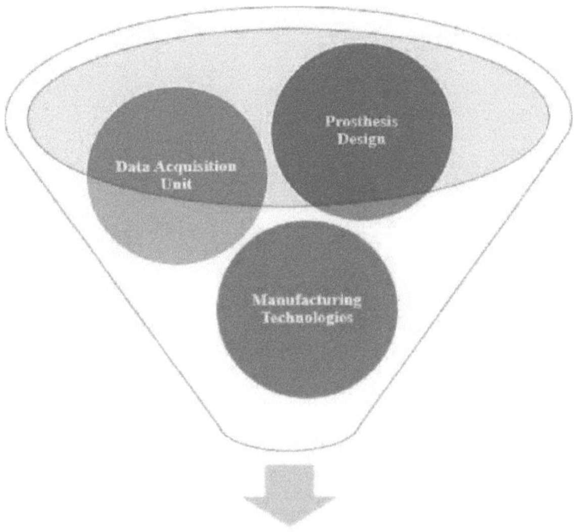

Digital Denture

Fig. 25 PEÇAS DO SISTEMA CAD CAM

(1) **Unidade de aquisição de dados:**[38]

No núcleo dos sistemas CAD/CAM encontra-se a unidade de aquisição de dados, um componente fundamental responsável pela captura de informações cruciais da cavidade oral do paciente. Através de sensores sofisticados e tecnologia de imagem, esta unidade recolhe meticulosamente os dados, que são subsequentemente transformados em impressões visuais ou ópticas. Estas impressões servem de modelo fundamental para o processo de fabrico, permitindo a replicação precisa das estruturas dentárias. A unidade de aquisição de dados ajuda a fazer a transição das representações físicas para as representações digitais da anatomia oral de forma suave e fácil (Fig. 26).

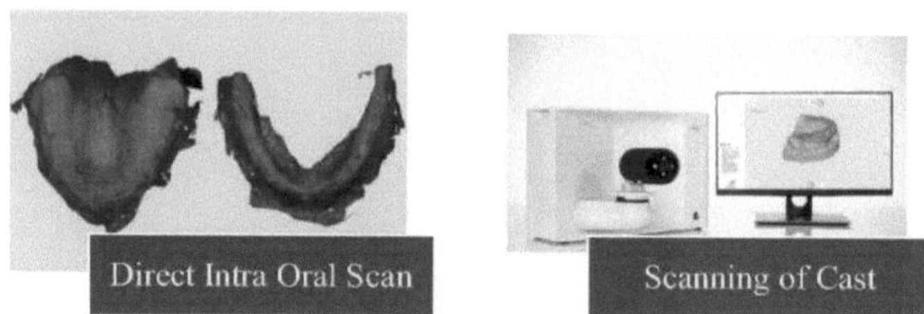

Fig. 26 Aquisição de dados

(2) **Conceção da prótese:** [38]

Parte integrante dos sistemas CAD/CAM é a fase de desenho da prótese, em que o software avançado permite aos médicos criar soluções protéticas complexas com uma precisão e eficiência sem paralelo. O software de desenho de próteses surge como uma ferramenta potente, oferecendo uma biblioteca abrangente de moldes de dentes a partir dos quais os médicos podem selecionar, modificar ou personalizar desenhos de acordo com os requisitos específicos do paciente. A utilização da tecnologia CAD no fabrico de próteses completas vai para além da mera construção de próteses; serve como um recurso educacional inestimável para os estudantes. Ao visualizar o posicionamento ideal dos dentes da prótese em termos de estética, relações oclusais e alinhamento anatómico, a tecnologia CAD melhora as abordagens pedagógicas, alimentando uma geração de clínicos competentes, tanto na teoria como na prática. (Fig. 27)

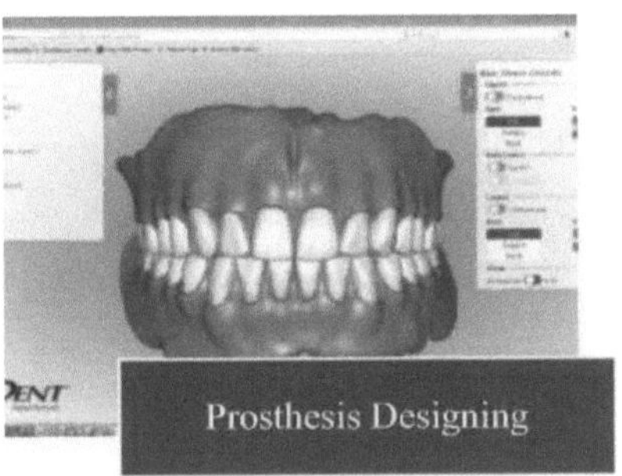

Fig. 27 Conceção da prótese

(3) **Tecnologias de fabrico:** [38]

Tradicionalmente, os materiais convencionais para próteses completas têm-se debatido com limitações inerentes, incluindo a contração da polimerização, a adaptação comprometida e a libertação de monómeros. No entanto, o advento da tecnologia CAD/CAM anuncia uma mudança de paradigma nas metodologias de fabrico, oferecendo soluções inovadoras para ultrapassar estes desafios de longa data. Aproveitando a tecnologia CAD/CAM, dois métodos de fabrico distintos surgem como alternativas transformadoras, atenuando as deficiências dos materiais convencionais. Ao contornar os problemas de contração da polimerização e ao assegurar um ajuste e uma resistência superiores, os processos de fabrico orientados por CAD/CAM simbolizam a convergência da engenharia de precisão e da inovação dentária, dando início a uma nova era de excelência protética. (Fig. 28)

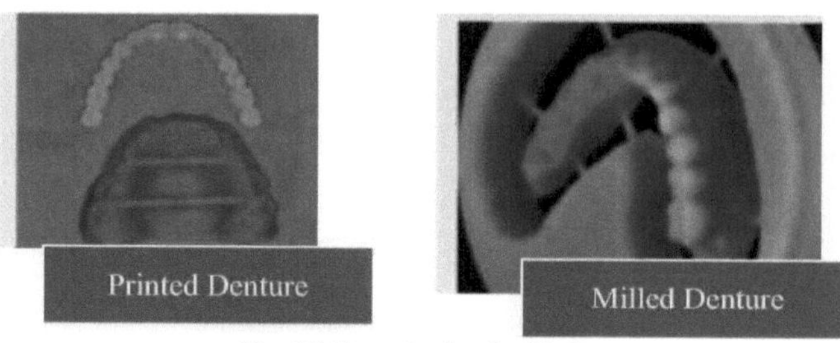

Fig. 28 Tecnologias de fabrico

Na sua essência, os sistemas CAD/CAM representam um avanço seminal no campo da prótese dentária, redefinindo os padrões de precisão, eficiência e qualidade nos cuidados dentários. Através das suas partes constituintes, estes sistemas simbolizam a fusão perfeita do engenho digital com a experiência clínica, permitindo aos clínicos fornecer soluções protéticas superlativas adaptadas às necessidades únicas de cada paciente. À medida que a trajetória da tecnologia dentária continua a evoluir, os sistemas CAD/CAM permanecem como um farol de inovação, catalisando o progresso transformador na procura de uma saúde oral e bem-estar ideais.

ETAPAS DO FABRICO DE PRÓTESES

O panorama da medicina dentária foi significativamente transformado pela tecnologia CAD/CAM. Esta abordagem inovadora oferece um método mais preciso e eficiente para a criação de próteses dentárias, conduzindo a melhores resultados e satisfação dos pacientes.

Etapas do fabrico de próteses com tecnologia CAD/CAM

1. Digitalização de superfícies por computador

2. Conceção assistida por computador

3. Fabrico assistido por computador

4. Estética assistida por computador

5. Acabamento assistido por computador

As duas últimas fases são mais complexas e estão ainda a ser desenvolvidas para serem incluídas num sistema comercial.[32]

1. Digitalização de superfícies por computador:

A fase inicial do fluxo de trabalho CAD/CAM envolve a captura de uma representação digital da cavidade oral. Este passo crucial estabelece a base para todo o processo e assegura um ajuste exato para a restauração final. Para este efeito, são utilizados dois métodos principais:

- **Scanners digitais:** Estes dispositivos portáteis oferecem uma forma não invasiva e altamente exacta de captar impressões digitais. Pode ser um scanner com base em LED ou um scanner com base em laser.

- o **Scanner baseado em LED:** Esta opção de fácil utilização utiliza uma pequena câmara de vídeo portátil com uma lente de 1 cm de largura. O scanner emite luz infravermelha através de uma grelha interna sobre a cavidade oral. O padrão refletido de riscas claras e escuras é captado por um sensor e convertido em dados digitais para a unidade CAD. Este método é conhecido pela sua facilidade de utilização e portabilidade.

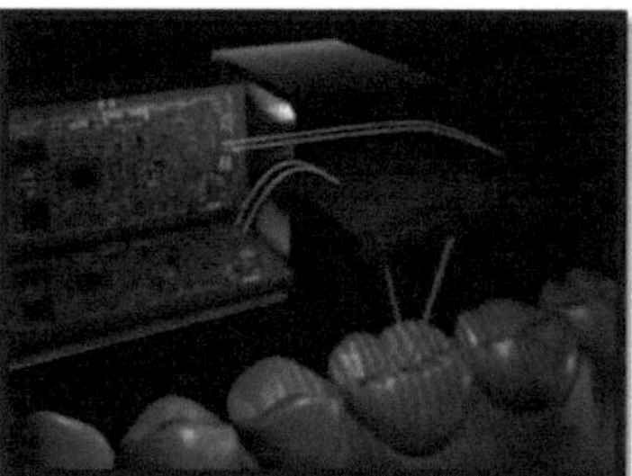

Fig. 29 Scanner baseado em LED[54]

- o **Scanner a laser:** Esta tecnologia avançada utiliza um laser de alta velocidade para digitalizar rapidamente a cavidade oral, criando uma imagem 3D pormenorizada. Os modelos mais recentes possuem a capacidade de efetuar uma varredura mesmo subgengival utilizando a tomografia de coerência ótica (OCT). Este método oferece uma precisão e um pormenor excepcionais, mas requer várias digitalizações e recursos de estabilização para garantir resultados óptimos.[32]

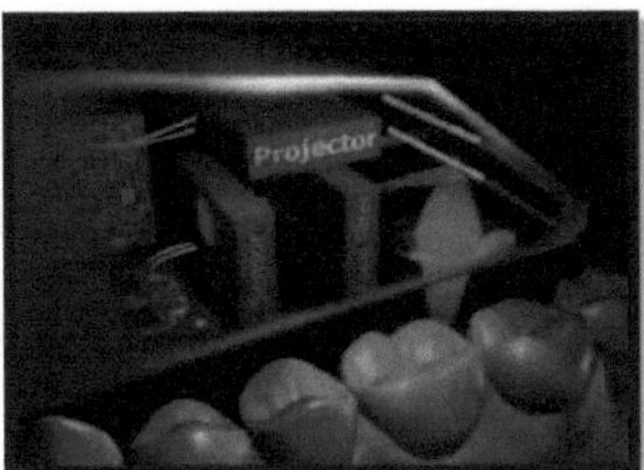

Fig. 30 Scanner com base em laser[54]

- **Scanner mecânico:** Embora menos comum atualmente, o Scanner Procera é o único exemplo deste tipo. Utiliza uma esfera de rubi para medir mecanicamente o molde mestre, linha a linha, gerando uma estrutura 3D altamente exacta. Este método oferece uma precisão excecional, mas tem inconvenientes como uma mecânica complexa, um custo elevado e tempos de processamento lentos em comparação com os scanners ópticos.[10]

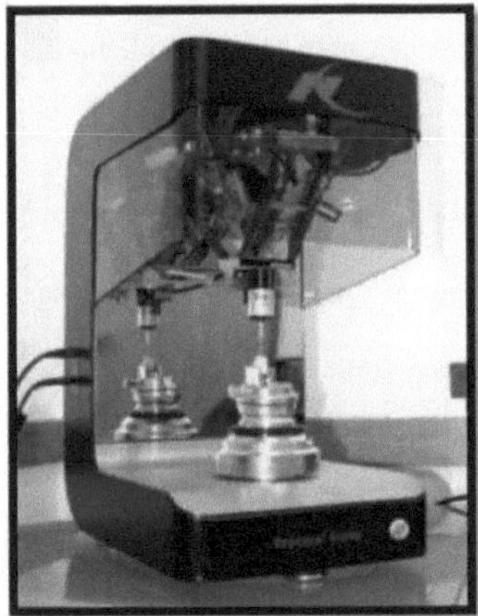

Fig. 31 Scanner mecânico[55]

2. Conceção assistida por computador (CAD):

Assim que a impressão digital é captada, a fase CAD passa a ser o centro das atenções. É aqui que entra em ação um software especializado, que permite a visualização dos dados digitalizados e o desenho da restauração dentária num ecrã de computador.[11]

- **Características do software:**
  - O software CAD utiliza um formato padronizado chamado STL (Standard Tessellation Language) para processar os dados capturados. Este formato assegura a compatibilidade e o fluxo de dados sem problemas dentro do sistema CAD/CAM.
  - O software proporciona um ambiente versátil para a conceção de vários tipos de restaurações dentárias, incluindo facetas, inlays, onlays, coroas individuais, copings de pontes, estruturas de próteses parciais e próteses completas. Esta flexibilidade permite dar resposta a uma vasta gama de necessidades clínicas.
  - Após a conclusão do desenho, o software transforma o modelo virtual num conjunto de instruções específicas. Estas instruções são então transmitidas para a unidade CAM, orientando o processo de fabrico da restauração projectada. Esta integração perfeita garante precisão e eficiência ao longo do fluxo de trabalho. (Fig. 32)[11]

- **Sistemas Abertos vs. Sistemas Fechados:**

  - **Sistemas fechados:** Estes sistemas, exemplificados pelos primeiros modelos como CEREC® AC-Bluecam, Apollo DI e CEREC® AC Omnicam (Sirona Dental System), integram todos os passos (digitalização, desenho e fabrico) num único sistema de uma empresa específica. Esta abordagem tem limitações, uma vez que os componentes de diferentes fabricantes não são permutáveis.

  - **Sistemas abertos:** Reflectindo uma tendência crescente, os sistemas abertos permitem uma maior flexibilidade. Permitem a utilização de dados digitais de software CAD e dispositivos CAM de várias empresas. Isto permite que os médicos aproveitem as vantagens de diferentes tecnologias e adaptem o seu fluxo de trabalho com base em necessidades específicas.[11,18]

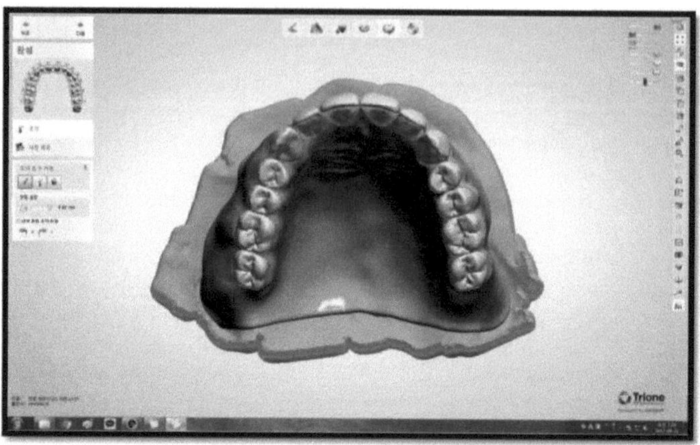

Fig. 32 Conceção assistida por computador[56]

3. Fabrico assistido por computador (CAM):

A fase CAM traduz o desenho meticulosamente elaborado do mundo virtual para uma realidade tangível. Esta fase utiliza várias tecnologias CAM para fabricar a restauração física.[19]

- **Técnica subtractiva (fresagem):** Este é um método bem estabelecido que envolve uma máquina de fresagem controlada por computador equipada com ferramentas de diamante. A máquina esculpe com precisão a restauração a partir de um bloco sólido de material (lingote), normalmente constituído por cerâmica ou metal. O processo de fresagem é altamente automatizado e garante uma precisão e consistência excepcionais. As técnicas CAM modernas têm a capacidade de fresar uma vasta gama de materiais e tamanhos, permitindo a criação de tudo, desde facetas delicadas a próteses completas.[19] (Fig. 33)

72

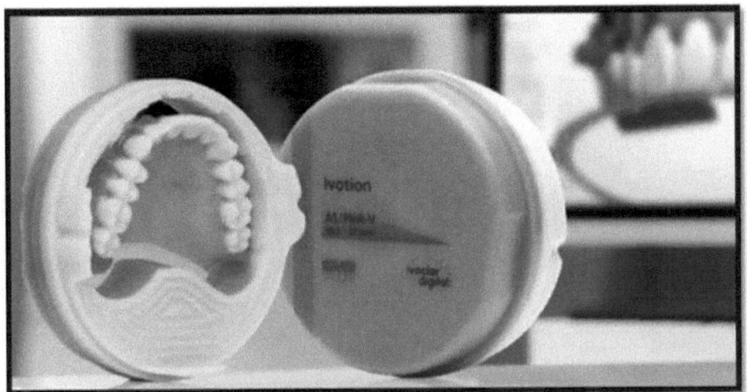

Fig. 33 Fresagem digital de uma prótese completa[57]

- **Técnica aditiva (impressão 3D):** Este método de ponta representa uma mudança de paradigma no fabrico. Ao contrário da abordagem subtractiva, a impressão 3D constrói a restauração camada a camada, adicionando material até formar o objeto completo. Neste processo, podem ser utilizados vários materiais, incluindo resinas, metais e plásticos biocompatíveis. Embora seja frequentemente referido como impressão 3D, o termo mais exato para esta tecnologia em medicina dentária é fabrico aditivo. Este método oferece possibilidades interessantes para a criação de restaurações complexas e personalizadas, embora ainda esteja a ser desenvolvido para uma utilização generalizada em próteses dentárias.[20] (Fig.34 A & B)

- **Técnica aditiva (deposição de materiais):** Este método oferece uma abordagem alternativa ao fabrico de aditivos. Envolve a pressão a seco de pó de alumina ou zircónio num molde, criando essencialmente um molde da restauração pretendida. A temperatura é então aumentada para um estado de pré-sinterização, resultando numa coifa alargada e porosa. Este coping é subsequentemente fresado até à sua forma final utilizando a tecnologia CAM. Finalmente, a coifa é removida do molde e sinterizada num forno para atingir a sua resistência e densidade finais. Embora ofereça uma abordagem diferente da impressão 3D, este método continua a ser abrangido pelo fabrico de aditivos.[21]

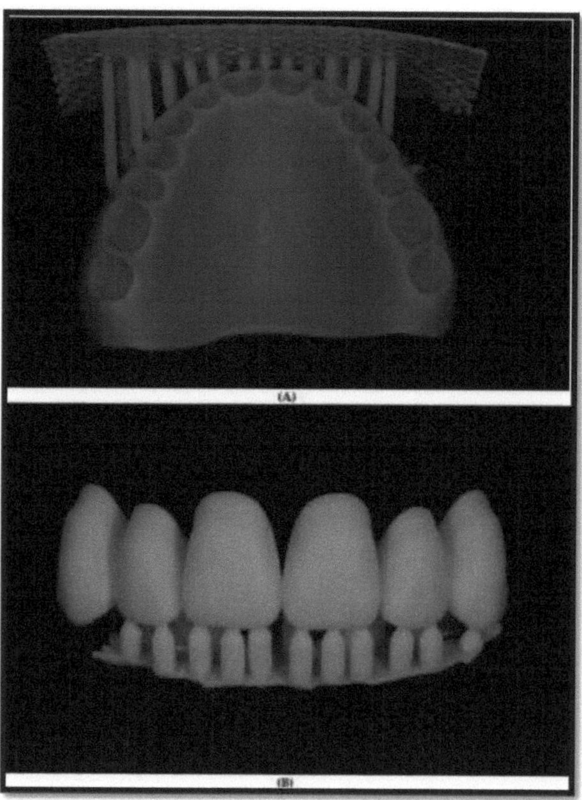

Fig. 34. A. Base de dentadura impressa, B. Dentes impressos[56]

4. Estética assistida por computador (CAE): (Tecnologia emergente)[53]

Embora ainda não seja uma fase totalmente integrada no fluxo de trabalho CAD/CAM tradicional, a estética assistida por computador (CAE) representa uma fronteira empolgante com o potencial de revolucionar os resultados estéticos das restaurações dentárias.

- **Correspondência de cores virtual:** Esta tecnologia tem como objetivo aproveitar o poder das ferramentas digitais para obter uma correspondência mais precisa e consistente entre a restauração e os dentes circundantes. As técnicas tradicionais de correspondência de cores baseiam-se na avaliação visual, que pode ser subjectiva e propensa a erros devido a variações de iluminação e à perceção humana. O CAE pode utilizar ferramentas digitais de medição da cor e algoritmos de software avançados para analisar a cor do dente e recomendar a cor mais adequada para a restauração, conduzindo a resultados de aspeto mais natural.

- **Design para uma estética óptima:** Os avanços do software podem incorporar algoritmos sofisticados que consideram factores para além das dimensões físicas do dente. Estes algoritmos podem analisar factores como a forma do dente, as propriedades de reflexão da luz e até mesmo as características faciais circundantes para conceber restaurações que alcancem uma aparência natural e harmoniosa no sorriso do paciente.

- **Integração com máquinas de fresagem:** Os avanços futuros poderão permitir uma ligação perfeita entre o software de desenho e as máquinas de fresagem. Esta integração permitiria ao software controlar os parâmetros de fresagem, como o percurso e a velocidade da ferramenta, para influenciar a cor final e a textura da superfície da restauração. Este nível de controlo poderia levar a restaurações com um aspeto mais realista, imitando as variações subtis de textura e cor encontradas nos dentes naturais.

5. Acabamento assistido por computador (CAF): (Tecnologia emergente)[22]

À semelhança do CAE, o acabamento assistido por computador (CAF) é uma fase emergente que promete agilizar o processo de acabamento final das restaurações dentárias. Embora atualmente os técnicos especializados realizem esta fase manualmente, a CAF poderá introduzir a automatização e uma maior consistência.

- **Ferramentas de polimento automatizadas:** Braços robóticos ou máquinas especializadas programadas com protocolos de polimento específicos podem reduzir potencialmente o tempo e o esforço necessários para o acabamento manual. Esta automatização pode não só aumentar a eficiência, mas também garantir resultados consistentes em diferentes restaurações.

- **Glazeamento com parâmetros pré-programados:** O processo de vitrificação, que envolve a aplicação de uma camada de superfície vítrea na restauração para fins estéticos e de proteção, também pode beneficiar do controlo assistido por computador. A utilização de fornos controlados por computador com ciclos de vidragem pré-definidos específicos para o tipo de material poderia otimizar este processo. Esta abordagem poderá conduzir a um resultado mais uniforme e previsível, minimizando o risco de erros associados ao controlo manual.

O futuro da tecnologia CAD/CAM

A integração de CAE e CAF no fluxo de trabalho CAD/CAM representa um vislumbre do futuro da prótese dentária. Estas tecnologias emergentes têm o potencial de melhorar ainda mais a eficiência, a precisão e os resultados estéticos das restaurações dentárias. À medida que a tecnologia continua a evoluir, podemos esperar ainda mais avanços que irão revolucionar a forma como os profissionais de medicina dentária desenham, criam e fornecem restaurações de alta qualidade aos seus pacientes.

Uma visão geral dos sistemas CAD/CAM disponíveis atualmente em medicina dentária é mencionada abaixo. (Fig.35)

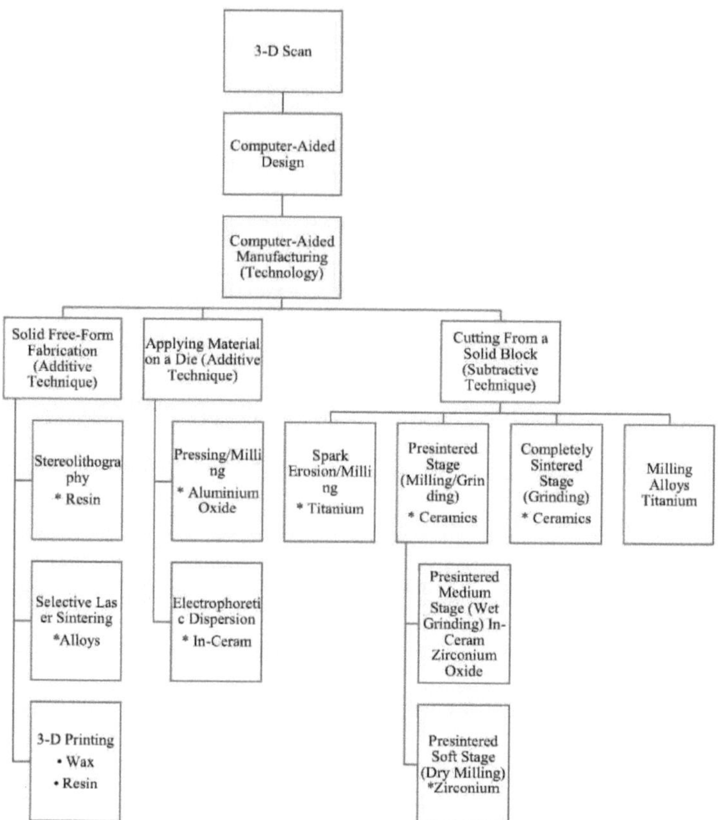

Fig. 35. Visão geral dos sistemas CAD/CAM[20]

METODOLOGIA DE FABRICO DE PRÓTESES DIGITAIS

As próteses digitais podem ser fabricadas através de um fluxo de trabalho totalmente digital ou de uma abordagem híbrida que combine técnicas de fabrico convencionais e digitais. No entanto, conseguir uma integração digital completa para o fabrico de próteses apresenta desafios, particularmente na captura digital de registos interoclusais e impressões funcionais. Consequentemente, a viabilidade de um fluxo de trabalho totalmente digital para a reabilitação de próteses completas permanece incerta.

Para enfrentar estes desafios, é frequentemente utilizada uma combinação de métodos tradicionais, como impressões convencionais e registo da relação maxilo-mandibular, juntamente com técnicas de desenho, produção e processamento digitais. Esta abordagem combinada permite a criação de próteses previsíveis, tirando partido das vantagens da tecnologia digital.

As ferramentas, registos, software e formação necessários para o fabrico de próteses digitais variam consoante os diferentes sistemas e fornecedores. No entanto, a opção por um sistema digital aberto que permita aos profissionais utilizar as suas próprias moldeiras e instrumentos para impressões e registos oferece flexibilidade. Neste sistema, os dados capturados podem ser transmitidos ao fabricante ou laboratório para digitalização, conceção e fabrico de próteses digitais. Isto não só simplifica o fluxo de trabalho, como também ajuda a reduzir o custo global do tratamento, eliminando a necessidade de equipamento e procedimentos proprietários especializados.

Fluxo de trabalho:[58]

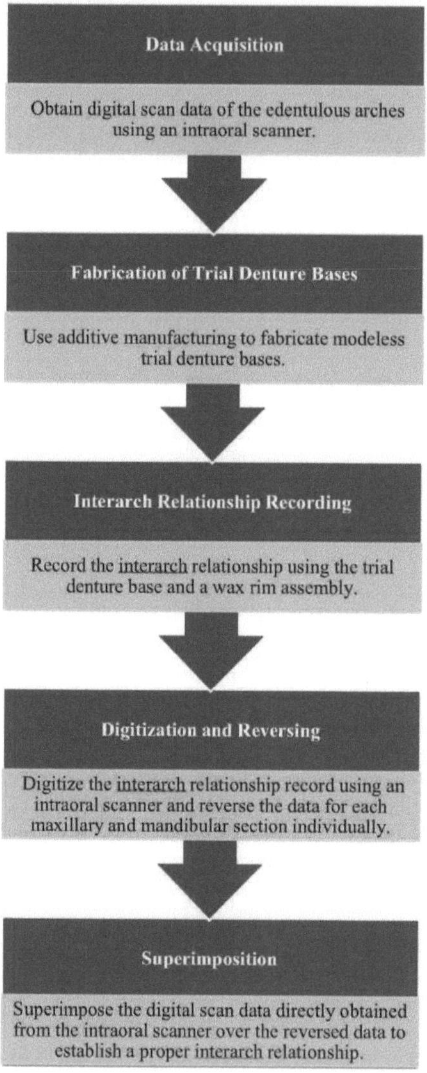

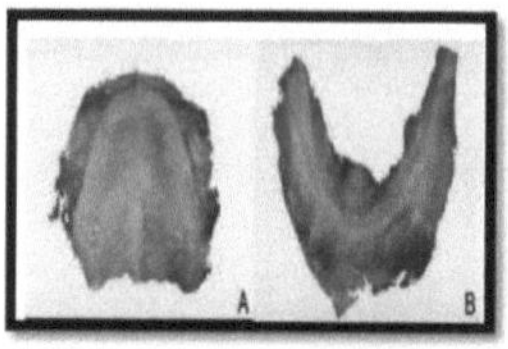

Fig. 36

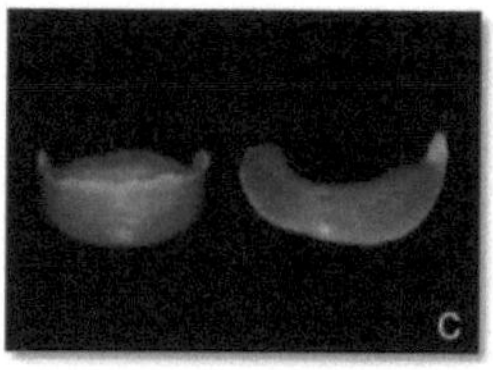

Fig. 37

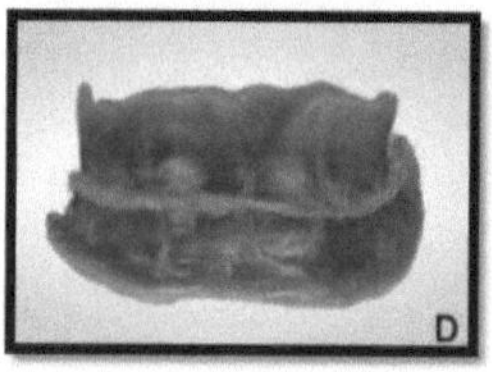

Fig. 38

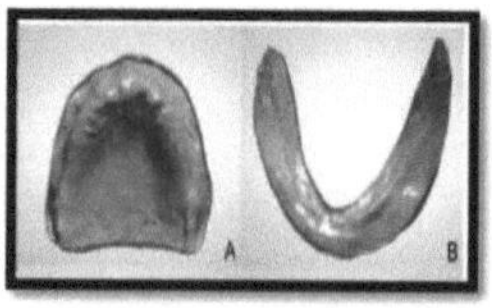

Fig. 39

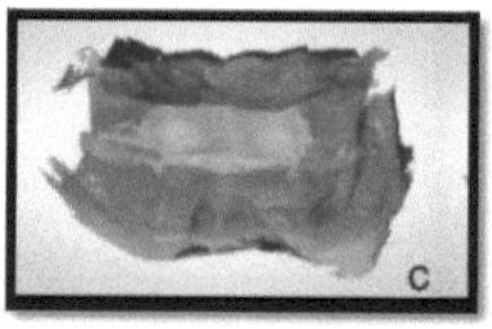

Fig. 40

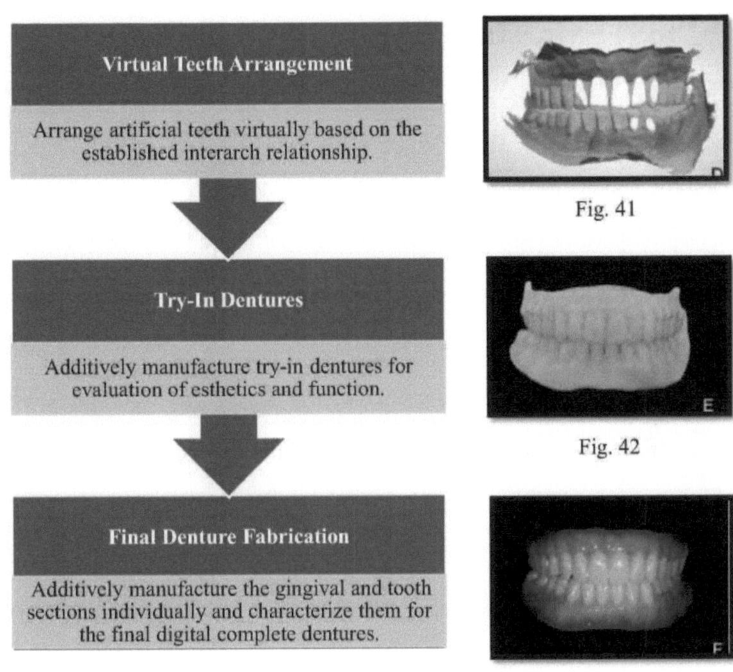

Fig. 41

Fig. 42

Fig. 43

SISTEMAS DISPONÍVEIS NO MERCADO

Os fabricantes comerciais actuais utilizam a tecnologia CAD/CAM para fabricar próteses completas em apenas duas consultas clínicas. A primeira consulta inclui a obtenção de impressões, a determinação da dimensão vertical oclusal (DVO), o registo das relações maxilo-mandibulares (MMR), a avaliação da estética facial e a seleção do molde/sombra do dente. A segunda consulta destina-se a entregar e ajustar a prótese.

Uma consulta de prova de prótese opcional também pode ser benéfica. Durante esta consulta de prova, o médico e o doente podem avaliar a estética, a fonética e o ajuste da prótese completa, efectuando quaisquer alterações necessárias antes do fabrico final. A prótese de prova pode ser fabricada a partir de um bloco monolítico de PMMA ou como uma base de prótese fresada com dentes de prótese fixados em cera.

Atualmente, existem cinco sistemas disponíveis para o fabrico de próteses completas CAD/CAM: [59]

1. AvaDent (Global Dental Science)

2. Baltic Denture System (Merz Dental GmbH)

3. Ceramill Full Denture System (Amann Girrbach AG)

4. DENTCA/Whole You (DENTCA, Inc.; Whole You, Inc.)

5. Wieland Digital Denture (Ivoclar Vivadent, Inc).

1. **Sistema AvaDent:**

- O sistema AvaDent utiliza uma técnica subtractiva para fresar uma base de prótese a partir de um disco de resina pré-polimerizado.

- O sistema AvaDent oferece dois tipos de próteses:
    - Uma é a prótese monolítica, a AvaDent XCL, em que tanto os dentes como a base são fresados a partir de um único disco homogéneo de PMMA.
    - Os dentes de prótese monolítica podem ser fresados como um dente de camada única a partir de um núcleo de dentina (XCL-1) ou como várias camadas de núcleo de dentina e esmalte (XCL-2), que proporcionam um aspeto natural.

- O outro tipo envolve a colagem de dentes de prótese a uma base de prótese fresada.

2. **Sistema de prótese Baltic:**

- O Baltic Denture System fornece componentes do BDKEY Set para impressões funcionais.

- O conjunto inicial inclui bases de registos maxilares e mandibulares ajustáveis com dentes, disponíveis em três tamanhos (pequeno, médio ou grande) com vários tamanhos e formas de dentes.

- Os dentes incorporados permitem ao clínico avaliar a estética, o suporte labial, o alinhamento dentário e o espaço interoclusal.

- As relações entre os maxilares são registadas utilizando o dispositivo BDKEY Lock incluído no kit.

- O Baltic Denture System utiliza uma máquina de controlo numérico computorizado de 5 eixos para fresar a prótese com a configuração dentária incorporada em oclusão lingualizada.

3. Sistema de prótese total Ceramill:

- O sistema de prótese total Ceramill organiza digitalmente os dentes de acordo com pontos de referência anatómicos.

- O software de desenho tem uma biblioteca armazenada de dentes de prótese de vários fabricantes.

- É selecionado um conjunto adequado de dentes da biblioteca.

- As bases de prótese são fresadas a partir de um molde de cera de cor gengival com recessos para os dentes da prótese, utilizando uma fresadora de 5 eixos.

- O molde de dente de prótese selecionado da biblioteca de software é fresado a partir de um molde da cor do dente.

- Uma vez unidas a base da prótese de cera e os dentes fresados, as próteses completas são processadas utilizando uma técnica convencional.

4. DENTCA:

- O utilizador fornece moldeiras de estoque maxilar e mandibular que são moldeiras de duas peças com segmentos posteriores destacáveis.

- Após a realização das impressões finais, os segmentos anteriores são utilizados como base de registo para os registos da relação dos maxilares utilizando a técnica de traçado da arcada gótica.

- DENTCAZWhole You oferece impressão 3D ou prototipagem rápida (estereolitografia) para bases de ensaio.

- A prótese definitiva é processada de forma convencional.

5. Dentadura digital Wieland

- A Wieland Digital Denture utiliza uma técnica subtractiva para fabricar uma base de prótese com recessos.

- São digitalizados um molde convencional e um rebordo oclusal.

- Os dentes da prótese são seleccionados a partir de uma biblioteca de software e dispostos virtualmente utilizando a tecnologia CAD.

- Após o ajuste oclusal virtual, são necessárias cerca de 15 horas para a máquina WIELAND ZENOTEC Tl, controlada pelo CAM da WIELAND V2.0.049, para fabricar as duas placas de base e as duas dentições a partir de placas de compósito acrílico.

- Os dentes e a base devem ser fresados separadamente porque a fresadora WIELAND ZENOTEC T1 só pode acomodar um puck com um diâmetro de 98 mm e uma altura máxima de 25 mm.

- Finalmente, os dentes são colados aos recessos, permitindo ao clínico experimentar a prótese clinicamente para avaliar a estética e a fonética.

- Os dentes da prótese são então colados à prótese definitiva com um gabarito de posicionamento.

O quadro 1 apresenta uma panorâmica dos sistemas CAD CAM disponíveis no mercado.

Clinical	Conventional workflow	Avadent * 2-session workflow	Baltic **	Dentca ***	Ivoclar **** 3 or 4-session workflow
1st session	Primary impression (for fabrication of customized impression trays)	Final impression	Final impression with trays with teeth (upper and lower KEY, 3 sizes)	Specific impression trays (underextended at the borders allowing to take functional final impressions)	Primary impression (Accudent®)
		Determination of vertical and horizontal dimension	Determination of vertical and horizontal dimension (specific facebow)	Determination of vertical and horizontal dimension (Gothic arch tracing)	Primary determination of vertical and horizontal dimension (Centric Tray)
		Determination of esthetic/functional aspects		Lip ruler for upper lip length and incisal edge position	Determination of occlusal plane (UTS CAD)
		Try-in on special demand		Try-in on special demand	Papillameter (Candulor) upper lip length + lip closure line
2nd session	Final impression (for fabrication of a base with a occlusal rim)	Incorporation (verification of fit, of functional morphology, of cameo surface, of occlusion)	Incorporation (verification of fit, of functional morphology, of cameo surface, of occlusion)	Incorporation (verification of fit, of functional morphology, of cameo surface, of occlusion)	Final impressions with milled customized trays
					Determination of vertical and horizontal dimension (Gnathometer CAD; Gothic arch tracing)
3rd session	Determination of vertical and horizontal dimension (facebow registration)				Try-in of milled monolithic trial dentures (Ivobase CAD + individual manufactured or milled denture teeth)
					Checking esthetic + functional (phonetic, occlusion, retention, etc.) aspects
4th session	Try-in Checking esthetic + functional (phonetic, occlusion, retention, etc.) aspects				Incorporation (verification of fit, of functional morphology, of cameo surface, of occlusion)
5th session	Incorporation (verification of fit, of functional morphology, of cameo surface, of occlusion)				
Denture manufacturing protocol	Compression/injection molding Milling/printing	Milling/printing	Milled prefabricated base with denture teeth	Printed base with recesses for denture teeth	Milled base with recesses for denture teeth
Maintenance	Denture hygiene	Denture hygiene	Denture hygiene	Denture hygiene	Denture hygiene
	Oral mucosal health	Oral mucosal health	Oral mucosal health	Oral mucosal health	Oral mucosal health

Table 1. Overview of commercially available CAD CAM Systems[59]

PRÓTESE CONVENCIONAL VS. PRÓTESE DIGITAL

A transição das próteses convencionais para as próteses digitais acarreta uma miríade de diferenças que afectam tanto os médicos dentistas como os pacientes. Estas diferenças abrangem vários aspectos, incluindo o processo de fabrico, a eficiência de tempo, a precisão, a personalização, o conforto, a durabilidade, o custo, a replicabilidade, as opções estéticas e o período de adaptação necessário para os pacientes.

A tabela seguinte (Tabela 2) apresenta uma comparação pormenorizada entre as próteses digitais e convencionais, realçando as principais distinções que distinguem estas duas abordagens. Esta comparação visa oferecer uma compreensão abrangente das vantagens e limitações associadas a cada método, ajudando assim os profissionais de medicina dentária e os doentes a tomar decisões informadas relativamente à seleção da prótese e ao planeamento do tratamento.

Tabela 2. Comparação entre prótese convencional e prótese digital

Feature	Digital Denture	Conventional Denture
Impression Making	➢ Intraoral scanners capture detailed 3D models of teeth, gums, and soft tissues. ➢ May require multiple scans for different jaw positions. ➢ Less prone to patient gag reflex and discomfort.	➢ Alginate or silicone impressions capture oral anatomy. ➢ Requires skilled technique to ensure accuracy and avoid distortion. ➢ Potential for inaccuracies due to tray

		manipulation and material limitations.
Model Creation	➤ Digital scans are automatically converted into 3D models on computer software. ➤ Allows for virtual manipulation and editing of the model for optimal fit.	➤ Physical impressions are poured in stone to create cast models. ➤ Prone to inaccuracies during pouring and trimming processes.
Bite Registration	➤ Digital bite registrations capture jaw relationships using electronic sensors. More precise and repeatable measurements.	➤ Manual bite registrations with bite forks and wax. ➤ Relies on operator skill and patient cooperation to achieve accurate records.
Denture Base Material	➤ Milled or printed high-density resin (PMMA or proprietary blends). ➤ Available in different shades for better esthetics. ➤ **Reduced residual monomer:** Milled resins	➤ Heat-polymerized acrylic (PMMA). ➤ Limited color options. ➤ Heat-activated materials may contain

contain less residual monomer, a potential irritant.	higher levels of residual monomer.
➢ **Smoother surface:** Milling creates a smoother surface, potentially reducing plaque accumulation and enhancing aesthetics.	➢ Conventional acrylic may have a rougher surface.
➢ **Stain resistance:** Milled denture bases exhibit improved resistance to surface staining.	➢ Conventional acrylic may be more prone to staining.
➢ **Enhanced strength and durability:** Milled denture bases demonstrate superior mechanical properties (higher modulus of elasticity, increased flexural strength, improved fracture toughness).	➢ Conventional acrylic may be more prone to wear, chipping, and fracture.
➢ **Denser material:** Milled pre-polymerized resins are denser than heat-activated	➢ Conventional acrylic may be less dense.

	materials, potentially contributing to their enhanced properties.	
Tooth Selection & Arrangement	➢ Virtual libraries of teeth allow for precise selection based on size, shape, shade, and individual patient preferences. ➢ Software facilitates digital tooth arrangement for optimal esthetics and function.	➢ Manual selection of prefabricated teeth from limited sets. ➢ Relies on technician's experience for esthetic and functional arrangement.
Denture Fabrication	➢ CAD/CAM software generates precise instructions for milling or 3D printing the denture base. ➢ Offers consistent quality and reduced human error.	➢ Made by Injection molding / Compression molding. ➢ Manual wax sculpting of denture base on cast models. ➢ Requires skilled lab technicians for accurate denture base creation.

Denture Processing	➢ Milled dentures offer high accuracy and minimal finishing required. ➢ 3D printed dentures may require additional post-processing for surface finishing.	➢ Heat polymerization of acrylic can lead to porosity and warpage, requiring additional finishing steps.
Trial & Adjustments	➢ Digital try-in software allows for virtual evaluation of fit and esthetics before denture processing. ➢ May reduce the need for physical adjustments.	➢ Requires multiple physical try-in appointments with adjustments made chairside.
Occlusal Adjustment	➢ Virtual articulators can be used for digital analysis and fine-tuning of occlusion.	➢ Manual occlusal adjustments on articulators with articulating paper and shims.
Longevity & Maintenance	➢ Denser resin materials may offer improved wear resistance and reduced risk of fracture.	➢ Conventional acrylic may be more prone to wear, chipping, and staining.

	➤ -Less susceptible to color changes over time.	
Chair Time	➤ Potentially fewer appointments	➤ May require more appointments for adjustments
Cost	➤ May be slightly higher due to technology	➤ Generally lower cost
Patient Satisfaction	➤ Studies suggest potential benefits in esthetics and comfort	➤ Established method with known patient outcomes

VANTAGENS

As próteses digitais oferecem um avanço significativo na conceção e fabrico de próteses, beneficiando tanto os dentistas como os técnicos de prótese dentária e os pacientes. As principais vantagens são apresentadas de seguida:[29,34,39,44]

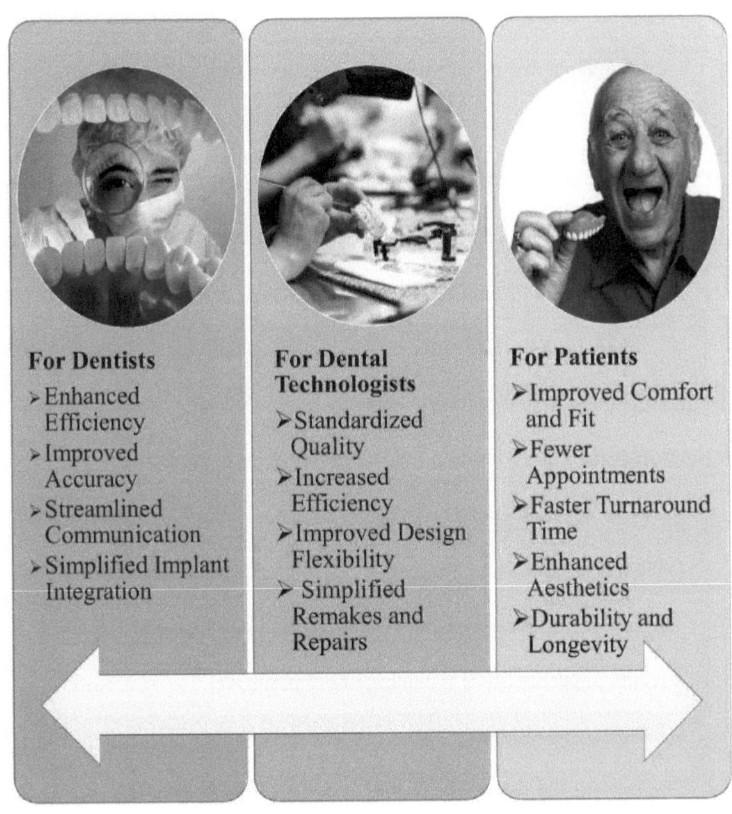

Para dentistas:

- **Eficiência melhorada:** Os fluxos de trabalho digitais (menos consultas, menos tempo na cadeira) traduzem-se numa prática mais eficiente. Isto não só poupa tempo, como também reduz potencialmente os custos, conduzindo a uma maior satisfação dos pacientes e, potencialmente, a uma maior fidelização.

- **Precisão melhorada:** As impressões digitais eliminam as potenciais imprecisões associadas aos métodos tradicionais, conduzindo a um ajuste mais preciso e potencialmente menos ajustes.

- **Comunicação simplificada:** Os dados digitais facilitam uma comunicação clara com o laboratório dentário, minimizando mal-entendidos e assegurando que o produto final corresponde às expectativas.

- **Integração simplificada de implantes:** Os fluxos de trabalho digitais integram-se perfeitamente com o planeamento e colocação de implantes para pacientes que necessitam de próteses suportadas por implantes. Isto permite um processo de tratamento mais previsível e simplificado.

- **Melhoria dos cuidados prestados aos doentes:** As ferramentas digitais, como as provas virtuais, permitem a participação dos doentes no processo de conceção, promovendo uma melhor comunicação e, potencialmente, uma maior satisfação.

Para tecnólogos dentários:

- **Qualidade padronizada:** As técnicas de desenho e fabrico digitais asseguram próteses consistentes e de alta qualidade, minimizando o erro humano e maximizando a previsibilidade.

- **Maior eficiência:** Os fluxos de trabalho digitais optimizam todo o processo, reduzindo o trabalho manual e os tempos de resposta. Isto permite uma maior produtividade e um volume de processos potencialmente mais elevado.

- **Flexibilidade de desenho melhorada:** O software de desenho digital oferece maior flexibilidade e controlo sobre o desenho da prótese, permitindo a personalização para satisfazer as necessidades individuais do paciente.

- **Remodelações e reparações simplificadas:** O arquivo digital permite o fabrico sem esforço de próteses sobresselentes ou de substituição, de revestimento e de reembasamento, minimizando o tempo de cadeira para os pacientes.

Para os doentes:

- **Conforto e ajuste melhorados:** As próteses digitais oferecem um ajuste mais preciso devido a impressões exactas, levando a um maior conforto e a um deslizamento reduzido.

- **Menos consultas:** O fluxo de trabalho digital simplificado requer geralmente menos visitas ao dentista para ajustes e checkups.

- **Tempo de execução mais rápido:** As próteses digitais podem ser fabricadas e entregues num período de tempo mais curto em comparação com os métodos tradicionais.

- **Estética melhorada:** O desenho digital permite um maior controlo sobre a aparência da prótese, resultando potencialmente num aspeto mais natural.

- **Durabilidade e longevidade:** As próteses digitais podem ser fabricadas com materiais mais resistentes, o que leva a uma maior longevidade.

Vantagens adicionais:

- **Arquivamento e manutenção de registos melhorados:** Os dados digitais garantem registos de pacientes seguros e prontamente acessíveis.

- **Impacto ambiental reduzido:** Os fluxos de trabalho digitais minimizam potencialmente a utilização de materiais físicos, como moldeiras e cera, contribuindo para uma prática mais amiga do ambiente.

As próteses digitais representam um avanço significativo na prótese dentária. Os benefícios estendem-se a todas as partes envolvidas, simplificando os fluxos de trabalho, melhorando a precisão e a qualidade e, em última análise, conduzindo a uma experiência mais positiva tanto para os profissionais de medicina dentária como para os pacientes.

LIMITAÇÕES

As próteses digitais representam um avanço significativo na prótese dentária, oferecendo benefícios como maior precisão, maior eficiência do fluxo de trabalho e o potencial para melhores resultados para os pacientes. No entanto, apesar destas vantagens, é necessário abordar várias limitações para otimizar totalmente a utilização das próteses digitais. Compreender estes desafios é crucial para que os profissionais integrem eficazmente a tecnologia de prótese digital na sua prática e garantam a satisfação dos pacientes.

> **Ajustes e reposicionamentos associados à utilização do IOS:** A utilização de scanners intra-orais (IOS) para registar os tecidos portadores de prótese necessita frequentemente de várias reentrâncias e ajustes à superfície do entalhe e aos bordos para assegurar um ajuste ótimo das próteses digitais.

> **Estética subóptima devido à eliminação da prova:** Muitos protocolos de prótese digital sugerem a eliminação dos procedimentos de prova para poupar tempo e custos, permitindo a avaliação virtual da estética do paciente. No entanto, isto pode resultar em próteses que não satisfazem os resultados estéticos desejados quando colocadas na boca do paciente, levando à insatisfação e ao potencial fracasso do tratamento.

> **Curva de aprendizagem:** A criação de próteses dentárias completas digitais requer formação clínica especializada, o que implica uma curva de aprendizagem significativa. Os médicos dentistas têm de dedicar tempo e

esforço para avaliar as pré-visualizações digitais e envolver-se ativamente na comunicação eletrónica com o laboratório para obter resultados bem sucedidos.

> **Desafios do registo digital de registos interoclusais:** Atualmente, é impossível registar digitalmente os registos interoclusais de pacientes sem próteses existentes. Além disso, o registo de impressões funcionais digitais é um desafio, tornando questionável a viabilidade de um fluxo de trabalho totalmente digital para a reabilitação de próteses completas.

> **Incapacidade de equilibrar as próteses digitais:** Durante a fase de conceção do fabrico de próteses digitais, não é possível equilibrar as próteses, o que pode afetar a sua funcionalidade e conforto gerais.

> **Necessidade de formação clínica especializada:** Como mencionado, o fabrico de próteses dentárias completas digitais exige formação especializada. Os médicos dentistas precisam de investir um tempo considerável no planeamento, comunicação laboratorial e execução de processos de prótese digital. Com o tempo, a experiência com esta tecnologia pode ajudar a acelerar estes procedimentos.

> **Estética comprometida:** A eliminação do procedimento de prova impede a avaliação da estética, fonética e oclusão antes do fabrico das próteses definitivas. Isto pode resultar na insatisfação do paciente e no fracasso do tratamento.

> **Ligação entre os dentes artificiais e a base da prótese:** Existem

preocupações sobre a força de ligação entre os dentes artificiais e a base de prótese pré-polimerizada ser subóptima. A fresagem ou impressão da prótese como uma unidade única, incluindo os dentes artificiais, pode ajudar a mitigar este problema.

> **Considerações sobre os custos:** É importante notar que a implementação da tecnologia de prótese digital acarreta custos significativos. O investimento no equipamento, software e formação necessários pode ser substancial para as clínicas dentárias. Além disso, embora as próteses digitais possam oferecer benefícios a longo prazo em termos de eficiência e precisão, os custos iniciais de instalação podem ser proibitivos para alguns profissionais e pacientes. Por conseguinte, o aspeto financeiro continua a ser uma consideração importante quando se decide adotar a tecnologia de prótese digital.

CONCLUSÃO

Os dentistas e os técnicos de prótese dentária têm uma responsabilidade significativa na elaboração de próteses completas removíveis de alta qualidade. Para tal, é necessário um diagnóstico e um planeamento de tratamento meticulosos, uma comunicação eficaz entre os profissionais e um conhecimento profundo das capacidades clínicas e técnicas. Estes elementos contribuem para um fluxo de trabalho de fabrico de próteses simplificado, económico e altamente satisfatório.

A evolução da tecnologia digital no fabrico de próteses completas removíveis revolucionou o campo da prótese dentária. A integração dos processos CAD/CAM conduziu a fluxos de trabalho mais eficientes, maior precisão e maior satisfação dos pacientes. Ao utilizar métodos digitais, os médicos podem obter uma melhor adaptação e retenção das próteses completas, melhorando, em última análise, a qualidade geral dos cuidados prestados aos pacientes.

Os avanços nos materiais, tais como os discos de polimetacrilato de metilo pré-polimerizados normalizados, resultaram em bases de prótese homogéneas com propriedades biomateriais superiores. A investigação demonstrou que as técnicas de fresagem oferecem superfícies precisas de entalhe e camafeu, ultrapassando os métodos de fabrico tradicionais. Além disso, o surgimento da impressão 3D para bases de prótese apresenta uma tendência promissora na produção de prótese digital.

Embora possa haver desafios, como uma curva de aprendizagem mais longa e a necessidade de melhoria contínua dos materiais e técnicas, o futuro das próteses completas removíveis digitais é promissor. O potencial para resultados mais padronizados, previsíveis e esteticamente agradáveis está no horizonte. À medida que os clínicos e os técnicos de prótese dentária continuam a adotar os fluxos de trabalho digitais, o campo das próteses completas removíveis está preparado para mais avanços, oferecendo uma maior eficiência e satisfação para todas as partes envolvidas no processo de fabrico.

BIBLIOGRAFIA

1. Nand M, Mohammadnezhad M. Desafios enfrentados por pacientes edêntulos (EDPs) durante a prestação de serviços de próteses dentárias completas (CDP) nas Fiji - um estudo qualitativo. BMC Health Serv Res. 2022;22(1):742.

2. Janeva NM, Kovacevska G, Elencevski S, Panchevska S, Mijoska A, Lazarevska B. Vantagens de CAD/CAM versus próteses completas convencionais - uma revisão. Acesso aberto Maced J Med Sci. 2018;6(8):1498-1502.

3. Deng K, Chen H, Wang Y, Zhou Y, Sun Y. Avaliação do sistema de prótese digital completa funcional adequado com base na tecnologia de impressão 3D. J Adv Prosthodont. 2021;13(6):361-372.

4. Srinivasan M, Kamnoedboon P, McKenna G, Angst L, Schimmel M, Ozcan M, Müller F. Próteses completas amovíveis CAD-CAM: Uma revisão sistemática e meta-análise da veracidade do ajuste, biocompatibilidade, propriedades mecânicas, características da superfície, estabilidade da cor, análise tempo-custo, resultados clínicos e relatados pelo paciente. J Dent. 2021;113:103777.

5. Abdulla MA, Ali HK, Jamel RS. Tecnologia CAD-CAM: uma revisão da literatura. Al- Rafidain Dent J. 2020;20(1):95-113.

6. Murray MD, Darvell BW. A evolução da base da dentadura completa. teorias da retenção da dentadura completa - uma revisão. Parte 1. Aust Dent J. 1993;38(3):216-9.

7. Kawahata N, Ono H, Nishi Y, Hamano T, Nagaoka E. Ensaio do procedimento

de duplicação de próteses completas por CAD/CAM. J Oral Rehabil. 1997;24(7):540-8.

8. Sipahi C, Anil N, Bayramli E. O efeito da película salivar adquirida na energia livre de superfície e na molhabilidade de diferentes materiais de base de dentadura. J Dent. 2001;29(3):197-204.

9. Douglass CW, Shih A, Ostry L. Haverá necessidade de próteses completas nos Estados Unidos em 2020? J Prosthet Dent. 2002;87(1):5-8.

10. Webber B, McDonald A, Knowles J. Um estudo in vitro da carga compressiva na fratura de coroas Procera AllCeram com diferentes espessuras de porcelana de revestimento. J Prosthet Dent. 2003;89(2):154-60

11. Beuer F, Schweiger J, Edelhoff D. Medicina dentária digital: uma visão geral dos desenvolvimentos recentes para restaurações geradas por CAD/CAM. Br Dent J. 2008;204(9):505- 11

12. Ali IL, Yunus N, Abu-Hassan MI. Comparações de dureza, resistência à flexão e módulo de flexão de três sistemas de bases de dentaduras curadas de forma diferente. J Prosthodont. 2008;17(7):545-9.

13. Miyazaki T, Hotta Y, Kunii J, Kuriyama S, Tamaki Y. Uma revisão do CAD/CAM dentário: estado atual e perspectivas futuras de 20 anos de experiência. Dent Mater J. 2009;28(1):44-56.

14. Kanazawa M, Inokoshi M, Minakuchi S, Ohbayashi N. Ensaio de um sistema CAD/CAM para o fabrico de próteses completas. Dent Mater J. 2011;30(1):93- 6.

15. Goodacre CJ, Garbacea A, Naylor WP, Daher T, Marchack CB, Lowry J. Próteses completas fabricadas em CAD/CAM: conceitos e métodos clínicos de obtenção dos dados morfológicos necessários. J Prosthet Dent. 2012;107(1):34-46.

16. Bidra AS, Taylor TD, Agar JR. Tecnologia assistida por computador para o fabrico de próteses completas: revisão sistemática dos antecedentes históricos, situação atual e perspectivas futuras. J Prosthet Dent. 2013;109(6):361-6.

17. Murakami N, Wakabayashi N, Matsushima R, Kishida A, Igarashi Y. Efeito da polimerização a alta pressão nas propriedades mecânicas da resina PMMA para base de dentadura. J Mech Behav Biomed Mater. 2013;20:98-104.

18. Ting-shu S, Jian S. Técnica de impressão digital intra-oral: uma revisão. J Prosthodont. 2015;24(4):313-21.

19. Parasher P, Tarun K. Funcionamento dos sistemas CAD-CAM em cadeira. J Adv Med Dent Sci Res. 2014;2(4).38-44

20. Prajapati A, Prajapati A, Mody DR, Choudhary AB. A medicina dentária torna-se digital: uma forma CAD- CAM - um artigo de revisão. IOSR J Dent Med Sci. 2014;13(8):53-9.

21. Tamrakar AK, Rathee M, Mallick R, Dabas S. CAD/CAM em prótese dentária - uma visão futurista. Ann Dent Spec. 2014;2(1):14-5.

22. Shenoy VK, Prabhu MB. Computer-aided design/computer-aided manufacturing in dentistry-Future is present (desenho assistido por computador/fabricação assistida por computador em medicina dentária - o

futuro está presente). J Interdiscip Dent. 2015;5(2):60-4.

23. Kattadiyil MT, Jekki R, Goodacre CJ, Baba NZ. Comparação dos resultados do tratamento em fabrico de próteses dentárias removíveis completas digitais e convencionais num contexto de pré-doutoramento. J Prosthet Dent. 2015;114(6):818-25.

24. AlHelal A, AlRumaih HS, Kattadiyil MT, Baba NZ, Goodacre CJ. Comparação da retenção entre bases de dentaduras maxilares fresadas e convencionais: um estudo clínico. J Prosthet Dent. 2016;117(2):233-8.

25. Saponaro PC, Yilmaz B, Johnston W, Heshmati RH, McGlumphy EA. Avaliação da experiência e satisfação do paciente com próteses completas fabricadas em CAD-CAM: um estudo retrospetivo. J Prosthet Dent. 2016;116(4):524-8.

26. Goodacre BJ, Goodacre CJ, Baba NZ, Kattadiyil MT. Comparação do movimento dentário da prótese entre CAD-CAM e técnicas de fabrico convencionais. J Prosthet Dent. 2017;119(1):108-15.

27. Kattadiyil MT, AlHelal A, Goodacre BJ. Complicações clínicas e avaliações de qualidade com próteses completas fabricadas por computador: uma revisão sistemática. J Prosthet Dent. 2017;117(6):721-8.

28. Srinivasan M, Cantin Y, Mehl A, Gjengedal H, Müller F, Schimmel M. Próteses completas amovíveis fresadas por CAD/CAM: uma avaliação in vitro da veracidade. Clin Oral Invest. 2017;21:2007-19.

29. Ayman AD. O teor de monómero residual e as propriedades mecânicas das

resinas CAD\CAM utilizadas no fabrico de próteses completas em comparação com as resinas curadas pelo calor Electr. Physician. 2017;9(7):4766-72.

30. Steinmassl PA, Wiedemair V, Huck C, Klaunzer F, Steinmassl O, Grunert I, Dumfahrt H. As próteses CAD/CAM libertam realmente menos monómero do que as próteses convencionais? Clin Oral Invest. 2017;21:1697-705.

31. Lindemann CFW, Jahnke U. Modelação de produtos fabricados por aditivos a laser

custos do ciclo de vida. Fabrico Aditivo a Laser. 2017, (281-316). / http://dx.doi.org/10.1016/B978-0-08-100433-3.00011-7

32. Patil M, Kambale S, Patil A, Mujawar K. Digitalização em medicina dentária: CAD/CAM - uma revisão. Ata Sci Dent Sci. 2018;2(1):12-6

33. Srinivasan M, Gjengedal H, Cattani-Lorente M, Moussa M, Durual S, Schimmel M, Müller F. Próteses dentárias removíveis completas fresadas em CAD/CAM: Uma avaliação in vitro da biocompatibilidade, propriedades mecânicas e rugosidade da superfície. Dent Mater J. 2018;37(4):526-33.

34. Al-Dwairi ZN, Tahboub KY, Baba NZ, Goodacre CJ. Uma comparação das resistências à flexão e ao impacto e do módulo de flexão do CAD/CAM e do polimetacrilato de metilo (PMMA) convencional curado pelo calor. J Prosthodont. 2018;29(4):341-9.

35. Nash KD, Benting DG. Prática privada de prostodontistas nos Estados Unidos: resultados do inquérito de 2017 aos prostodontistas e tendências desde 20018. J Prosthodont. 2019;28(1):1-15.

36. Oh KC, Kim JH, Moon HS. Colocação de próteses imediatas em duas visitas com o auxílio de tecnologias digitais. J Am Dent Assoc. 2019;150(7):618-23.

37. An X, Chui Z, Yang HW, Choi BH. Fluxo de trabalho digital para o fabrico de uma sobredentadura utilizando um modelo cirúrgico de implante e um scanner intra-oral. J Prosthet Dent. 2019;123(5):675-9.

38. Deng K, Wang Y, Zhou Y, Sun Y. Próteses completas removíveis digitais funcionalmente adequadas: uma técnica dentária. J Prosthet Dent. 2019;123(6):795-9.

39. Al-Qarni FD, Goodacre CJ, Kattadiyil MT, Baba NZ, Paravina RD. Capacidade de coloração de materiais de resina acrílica utilizados em próteses completas CAD-CAM e convencionais. J Prosthet Dent. 2019;123(6):880-7.

40. Moura GF, Siqueira R, Meirelles L, Maska B, Wang HL, Mendonça G. Técnica de digitalização de prótese para tratamento de restauração implanto-suportada guiada por computador em pacientes edêntulos. J Prosthet Dent. 2020;125(5):726-31.

41. Jung SW, Fan YQ, Lee C. Fluxo de trabalho digital para pacientes edêntulos com próteses fixas suportadas por implantes: uma técnica totalmente digital. Dent J. 2022;10(9):174.

42. Alhallak K, Hagi-Pavli E, Nankali A. Uma revisão sobre a utilização clínica de CAD/CAM e próteses impressas em 3D. Br Dent J. 2023 9:1-5.

43. Dimitrova M, Vlahova A, Kalachev Y, Kazakova R, Capodiferro S. Perspectivas futuras e desafios no fabrico aditivo de próteses completas: A

Narrative Review. Oral. 2024;4(1):23-35.

44. Arora O, Ahmed N, Siurkel Y, Ronsivalle V, Cicciù M, Minervini G. A comparative evaluation of physical properties of CAD/CAM complete denture resins-an in vitro study. BMC Oral Health. 2024;24(1):65.

45. Felton D, Cooper L, Duqum I, Minsley G, Guckes A, Haug S, Meredith P, Solie C, Avery D, Deal Chandler N. Evidence-based guidelines for the care and maintenance of complete dentures: Uma publicação do American College of Prosthodontists. Jornal de Dentisteria Protética: Implant, Esthetic and Reconstructive Dentistry (Dentisteria de implantes, estética e reconstrutiva). 2011;20:S1-2.

46. Al-Fouzan AF, Al-Mejrad LA, Albarrag AM. Aderência de Candida a superfícies de próteses completas in vitro: Uma comparação de próteses completas convencionais e CAD/CAM. O jornal de protética avançada. 2017;9(5):402.

47. Takeda Y, Lau J, Nouh H, Hirayama H. Uma técnica de replicação de impressão 3D para o fabrico de próteses digitais. O Jornal de odontologia protética. 2020;124(3):251-6.

48. Layton DM, Morgano SM, Muller F, Kelly JA, Nguyen CT, Scherrer SS, Salinas TJ, Shah KC, Att W, Frelich MA, Ferro KJ. Glossário de termos de prótese dentária 2023, 10ª edição. J Prosthet Dent 2023; 130(4S1): e1-e126.

49. https://www.styleitaliano.org/digital-denture-evolution-cad-cam-3d-printed-

dentaduras

50. Silva NR, Kukucka ED. Produção subtractiva inovadora de uma prótese completa removível digital do início ao fim: uma apresentação em vídeo do JPD Digital. J Prosthet Dent. 2022;127(1):1-5.

51. https://www.aegisdentalnetwork.com/idt/2020/10/distinct-digital-dentures

52. Torabi K, Farjood E, Hamedani S. Tecnologias de prototipagem rápida e suas aplicações em prótese dentária, uma revisão da literatura. J Dent. 2015;16(1):1.

53. Harsono M, Kugel G. Estética e sistemas de desenho assistido por computador e fabrico assistido por computador (CAD/CAM). Esthetic Dent: A Clin Approach to Tech and Mat. 2014:479-85

54. https://www.blz-dental.com/how-to-scan-edentulous-case-with-intraoral-scanner/

55. www.procera.com

56. Dusmukhamedov S, Lee CN, Jeong SM, Choi BH. Fabrico de próteses digitais: uma nota técnica. Appl Sci. 2021;11(17):8093.

57. https://www.ivoclar.com/en_us/course/digital-dentures-workshop-featuring-ivotion-monolithic-denture/142946

58. Lee HJ, Jeon J, Moon HS, Oh KC. Fluxo de trabalho digital para fabricar próteses completas para pacientes edêntulos usando uma técnica de reversão e sobreposição. Appl Sci. 2021;11(13):5786.

59. Marinello CP, Brugger R. Prótese completa removível digital - Uma visão geral. Curr Oral Health Rep. 2021:1-5.

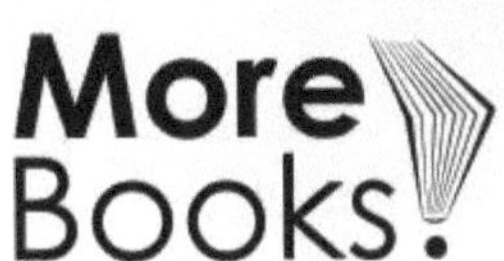

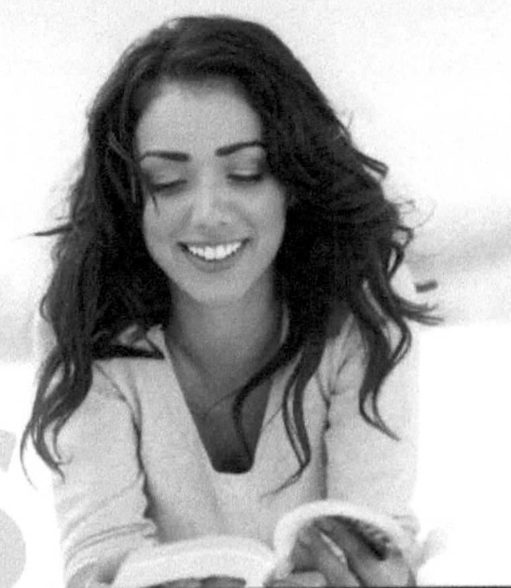

yes
I want morebooks!

Buy your books fast and straightforward online - at one of world's fastest growing online book stores! Environmentally sound due to Print-on-Demand technologies.

Buy your books online at
www.morebooks.shop

Compre os seus livros mais rápido e diretamente na internet, em uma das livrarias on-line com o maior crescimento no mundo! Produção que protege o meio ambiente através das tecnologias de impressão sob demanda.

Compre os seus livros on-line em
www.morebooks.shop

info@omniscriptum.com
www.omniscriptum.com

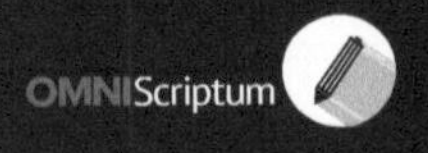

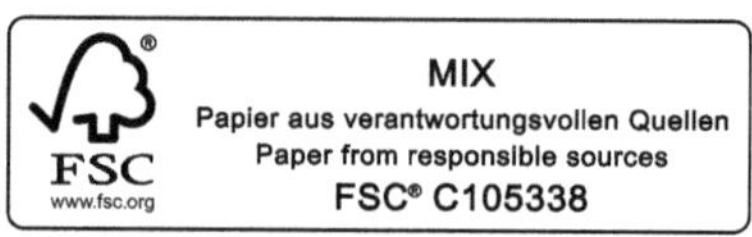

Printed by Books on Demand GmbH, Norderstedt / Germany